ケアするまちのデザイン

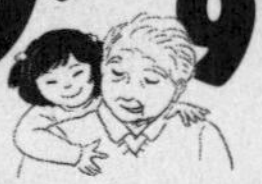

対話で探る超長寿時代のまちづくり

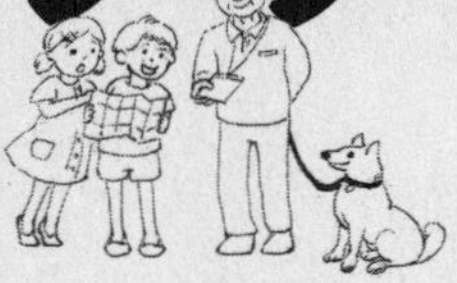

山崎亮

医学書院

ケアするまちのデザイン

対話で探る超長寿時代のまちづくり

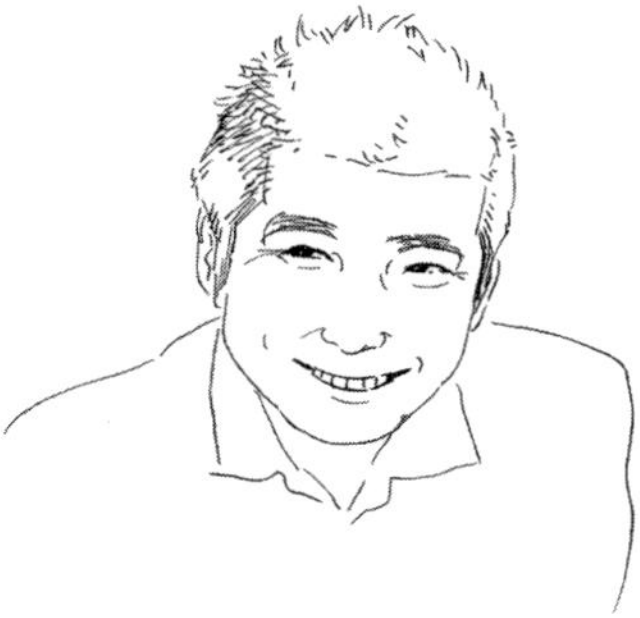

山崎《やまざき》　亮《りょう》

コミュニティデザイナー、社会福祉士／studio-L代表取締役

1973年愛知県生まれ。1997年大阪府立大学卒業、1999年同大学院修士課程修了（地域生態工学専攻）、2013年 東京大学大学院博士課程（工学）修了。

阪神淡路大震災支援の経験から、コミュニティの力に気づく。建築設計事務所を経て、2005年にstudio-Lを設立。地域の課題を地域に住む人たちが解決するのを手助けする「コミュニティデザイン」に携わる。現在、慶應義塾大学特別招聘教授、NPO法人マギーズ東京理事。

主な著書に『コミュニティデザイン』（学芸出版社）、『ソーシャルデザイン・アトラス』（鹿島出版会）、『コミュニティデザインの時代』（中央公論新社）、『まちの幸福論』（NHK出版）、『コミュニティデザインの源流　イギリス篇』（太田出版）、『縮充する日本』（PHP研究所）などがある。

住宅や庭園を設計する場合、依頼者の意見をじっくり聞きながらデザインを決めていく。なぜなら、依頼者が利用者であることがほとんどだからだ。ところが公共施設や公園を設計することになると、依頼者が利用者とは限らなくなる。自治体の公園緑地課長だけが公園を利用するわけではないからだ。

では、どうやって不特定多数の利用者から意見を聞き出せばいいのだろうか。そもそも、まだ完成していない空間の利用者をどうやって集めればいいのか。仮に集められたとして、たくさんの利用者の意見をどうやって集約すればいいのか。それがわからない。だから結果的に、利用者の意見を聞かずに設計を進めてしまうことになる。

これがどうも気持ち悪かった。利用者の意見を聞かずに、自分が想定する利用方法から空間の設計を進める。これをどう乗り越えればいいのか考えていた。そんなとき、住民参加型のワークショップに出合った。多くの参加者の意見を対話のなかで集約し、お互いが学び合いながらつながりを醸成していく。この方法なら将来の利用者の意見を設計に反映させられるのではないか。そんな発見があった。

その後、この手法は空間を設計する場面だけでなく、広くまちづくりの現場でも使えることがわかってきた。まちの計画をつくったり、市民活動を生み出したり、お互いが学び合う場をつくったり、生活を支え合うしくみをつくったりする際にも使えることがわかった。建築よりもむしろそのようなものをデザインしていきたいと思った。そこで、自分たちの仕事を「コミュニティデザイン」と呼び、空間の設計以外の事業にも携わることにした。

その結果、辿り着いたのが医療や福祉の世界である。この世界では「地域包括ケア」がキーワードになっていた。少し難しい言葉で、最初は何を意味しているのか理解できなかった。調べてみると、医療や福祉が地域を対象とするようになり、まちづくりへと近づいてきたというような印象を受けた。とはいえ現場が想像できない。地域包括ケアの現場はどうなっていて、どんな試行錯誤がなされていて、何が課題になっているのだろうか。そこで、私がイメージする地域包括ケアに近い取り組みをしている4つの地域を訪れて、詳しい話を聞いてみることにした。新潟県長岡市、滋賀県東近江市、埼玉県幸手市、石川県金沢市の4地域である。

話を聞く相手は医療や福祉の専門家ということになる。しかし、そこにもうひとり、デザインやまちづくりに携わる人に同席してほしいとお願いした。門外漢なので医療や福祉の専門家と対談できる気がしなかったというのが正直なところだ。デザインやまちづくりに関わる人も含めて鼎談ということであれば、どこかに話のきっかけを見つけ出すこともできるだろうと考えたのである。

案の定、鼎談を開始してしばらくは何も語ることがない。医療や福祉の現場に関する話や、地域で進めている活動の話を聞いているだけで精一杯である。話の随所に感心する内容が含まれており、感動する発見がある。しかし、さらに詳しく話を聞くうちに、コミュニティデザインの現場でも思い当たる節があることに気づく。地域包括ケアとまちづくりに共通する部分が見えてくる。「そういえば僕らの分野でも」と口を挟みたくなる。だからどの鼎談も、中盤になると私が語りすぎている箇所がある。これは興奮している証拠である。

4つの地域で鼎談させてもらい、コミュニティデザインに関するアイデアをいただいた。まちづくりとの共通点を発見した。理性と感性、正しさと楽しさの関係について考えた。19世紀後半のイギリスや20世紀前半のアメリカで試行錯誤されたケアとデザインの協働を思い出した。生活における貨幣と信頼のバランスについて検討することになった。鼎談を通して気づいたこれらの点については、第5章にまとめてある。ケアとデザインの関係を考えるきっかけとなれば幸いである。

二〇一九年二月

山崎　亮

著者プロフィール

はじめに

1 ケアとまちづくりはどこで出合うのか …009

——高齢者総合ケアセンターこぶし園のサポートセンター

吉井靖子さん　社会福祉法人長岡福祉協会　高齢者総合ケアセンターこぶし園　総合施設長／看護師

×

高田清太郎さん　株式会社高田建築事務所　代表取締役／建築家

医療・福祉とまちづくりが近づいてきた／ケアをまちのなかへ届けるしくみをつくる／まちの一部としての「サポートセンター」／施設じゃない、家をつくるんだ／「自分が住むなら」の目線／まちでできることを広げていく／「あそこなら入ってもいい」と言われるように／できない理由を100挙げるか、できることを1つ見つけるか／まちに境界線はいらない

2 誰がまちをケアするのか …041

——魅知普請の創寄りとチーム永源寺

花戸貴司さん　東近江市永源寺診療所　所長／医師

×

北川憲司さん　滋賀地方自治研究センター　理事

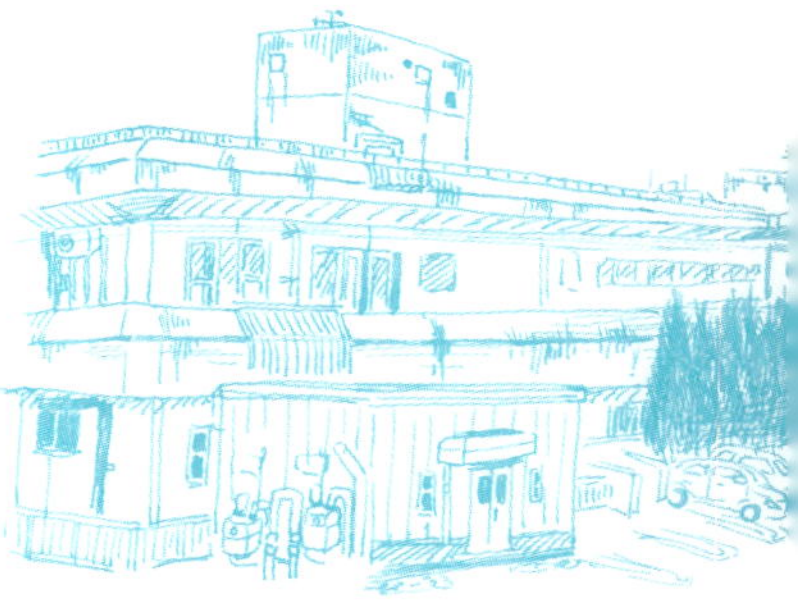

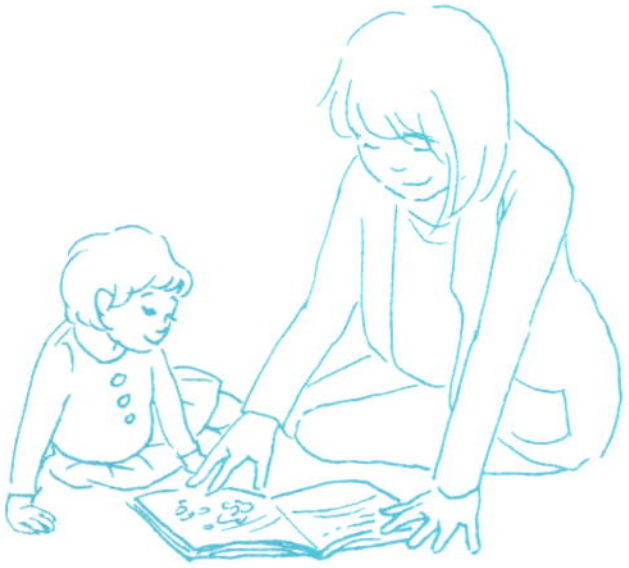

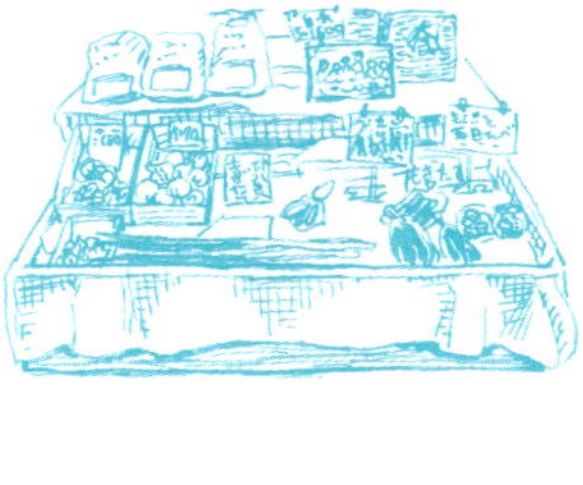

多種多様な人材がクロスする「東近江　魅知普請曼荼羅」／人と人をつなぐことで9割くらいはうまくいく／地域包括ケアは高齢者だけのものではない／「病気だけを診るのではなくて、私の生活のすべてをみてください」／医療は、その人の生活や役割の邪魔をしてはいけない／医療・介護・福祉ができることは限られている／プロは差し控えることを知っている／「最期まで家で」を実現するのは、本人の意思／「そんな人いたっけ？」と言われるリーダーが理想／「おまえが言うなら仕方ない」力／お惣菜をもらえたら一人前／巻き込むのではなく巻き込まれにいけ

——地域包括ケア幸手モデル

中野智紀さん　社会医療法人ＪＭＡ東埼玉総合病院　地域糖尿病センター　センター長
在宅医療連携拠点　菜のはな　室長／医師

×

小泉圭司さん　元気スタンド・ぷリズム合同会社　代表社員・ＮＰＯ元気スタンド　代表

あなたも〝コミュニティデザイナー〟！／新しい信頼関係をつなぐ人たち／地域に自分の居場所がない！／来るだけで介護予防になる喫茶店／にじみ出ることでつながりが生まれる／営利と非営利のバランス感覚／楽しいことを入り口に／アウトカムは「居心地のいいまち」／ネットワークというよりクラウド／信頼と情報の共有／ケアの中心にあるのはソーシャルワーク／地域包括ケアは「わがまちモデル」で

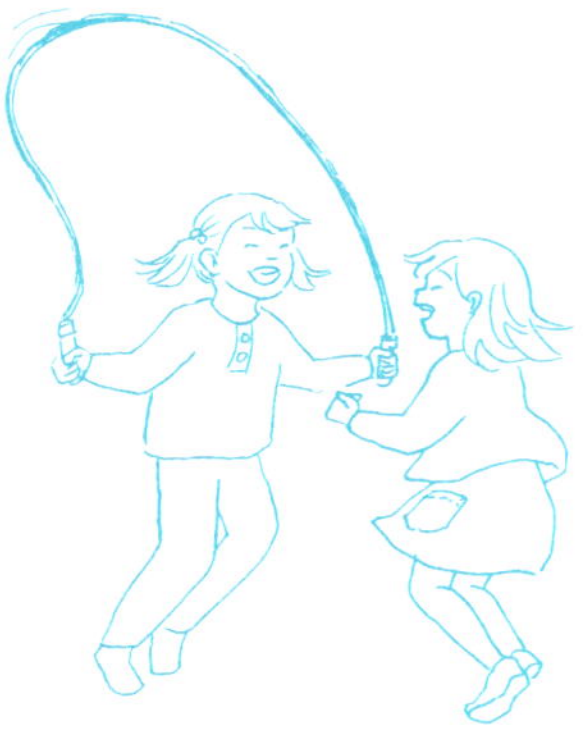

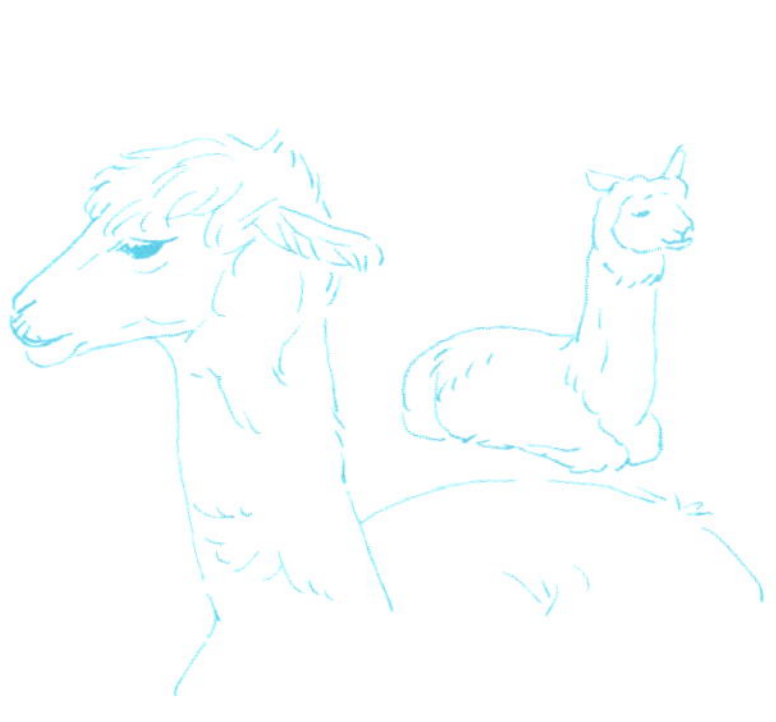

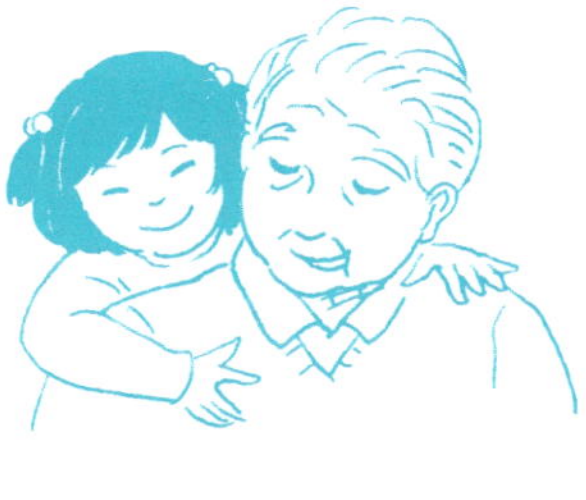

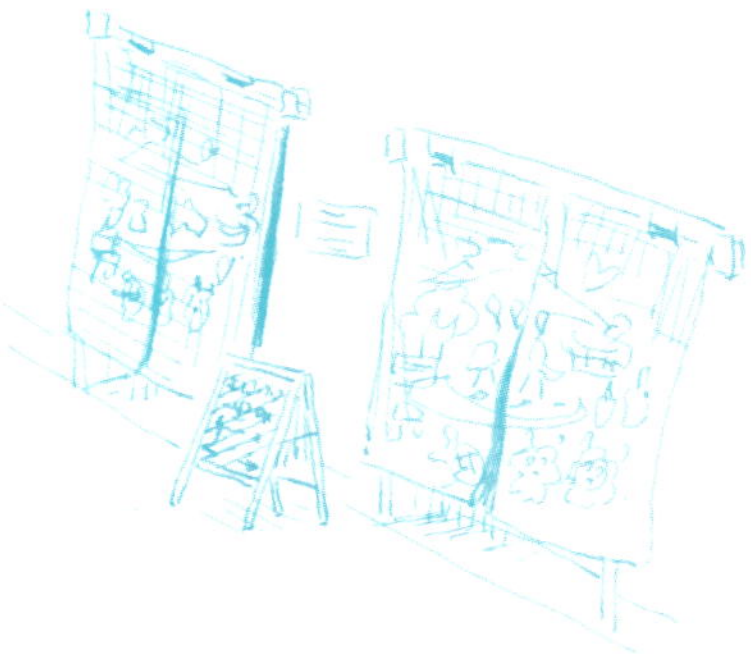

イラスト　コラス愛
デザイン　松田行正＋杉本聖士

1　ケアとまちづくりはどこで出合うのか

吉井靖子さん
社会福祉法人長岡福祉協会　高齢者総合ケアセンターこぶし園　総合施設長／看護師
×
高田清太郎さん
株式会社高田建築事務所　代表取締役／建築家

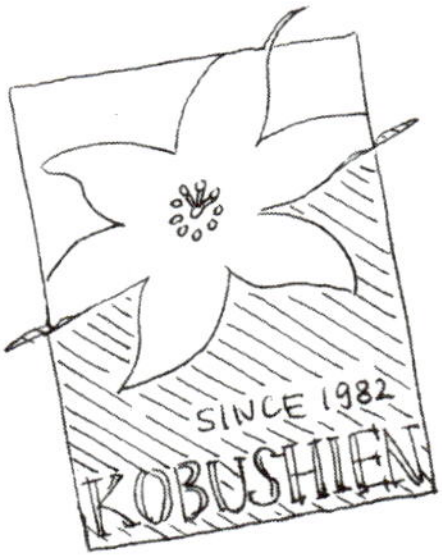

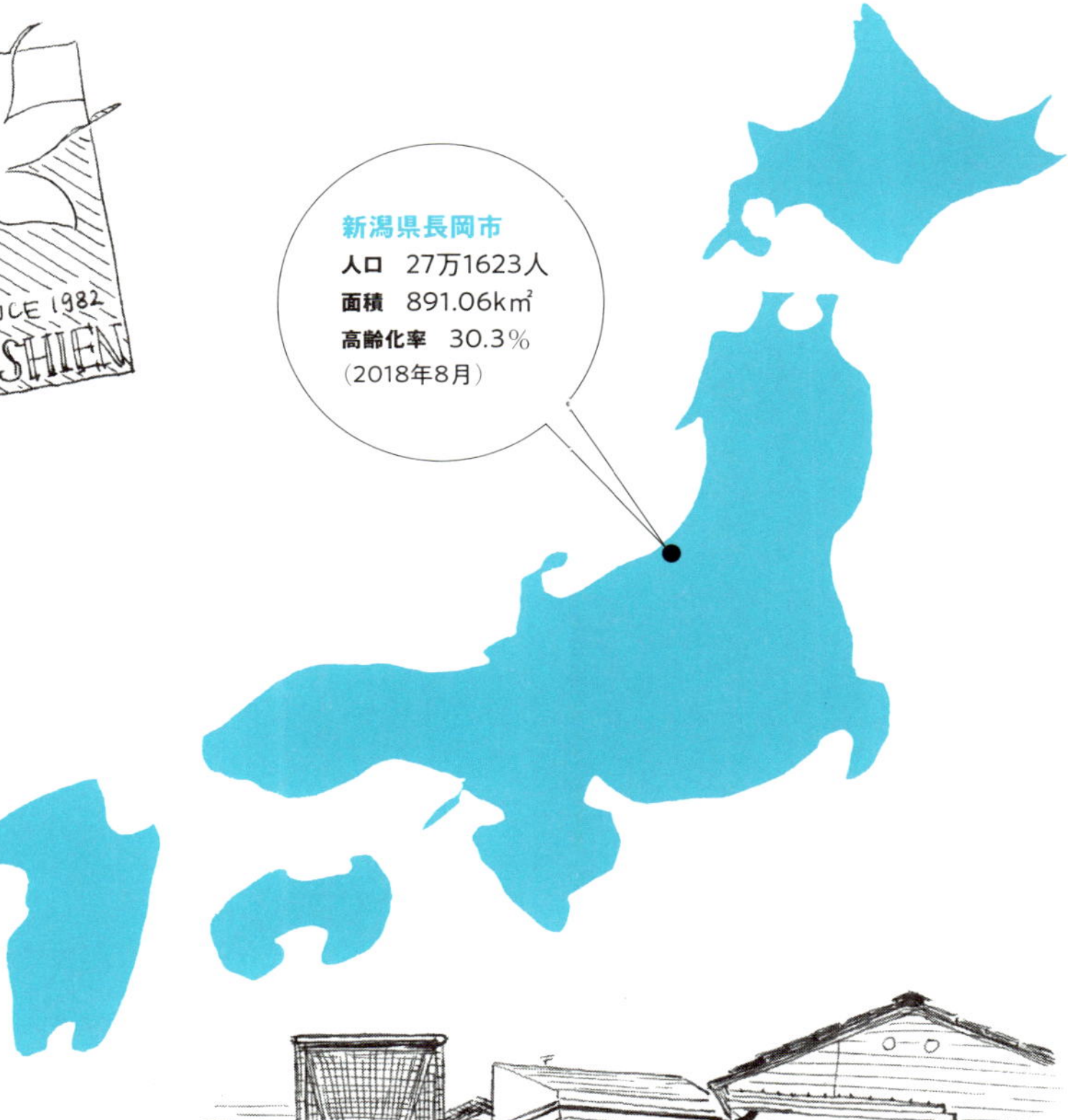

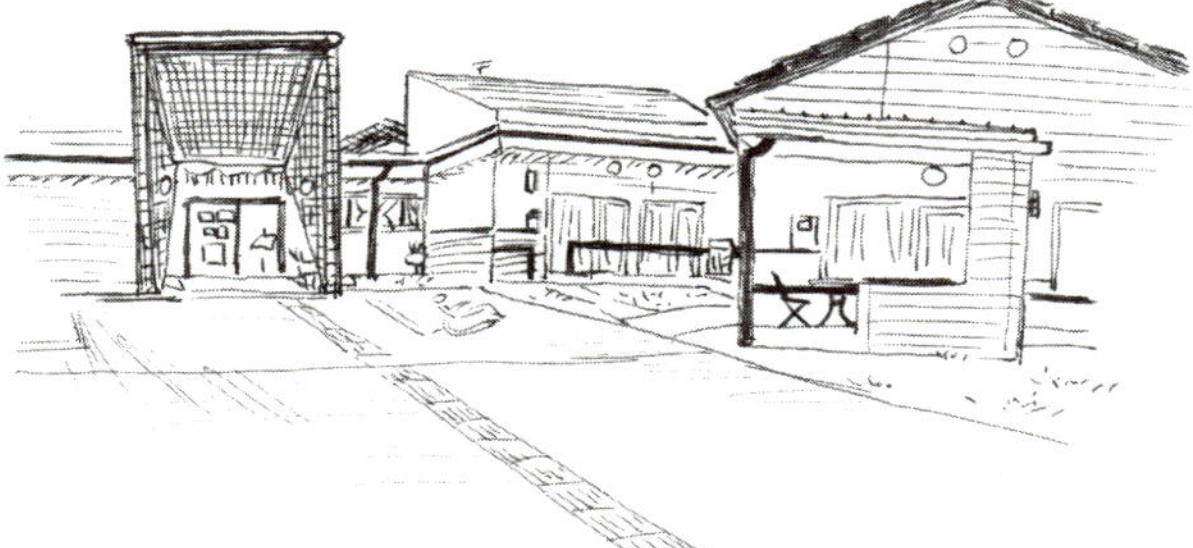

郊外の大規模特養を解体、まち全体を「ケアのある暮らしの場」にする。

高齢者総合ケアセンターこぶし園のサポートセンター

年をとったり、病気や障害によって身体が不自由になったら、生きていくために何が必要になるだろうか。365日・24時間暮らしを支える介護、必要時の医療、食事や入浴などの日常生活支援、それから住居。それらを一体的に提供するのが介護福祉施設だ。

上越新幹線の長岡駅から車で20～30分あまりの郊外、民家もまばらな場所にあった大規模集約型の特別養護老人ホーム（以下、特養）「こぶし園」は、介護保険制度創設前の1983年に開設された。新しい建物に新しい入居者。意気込んで出迎えた職員の目に映ったのは、「こんなところに置いていってごめんね」と涙ぐむ家族と高齢者の姿だった。

当時の介護福祉施設は病院のような建物で、居室も大部屋が基本。施設に入居した高齢者は、住み慣れた場所と親しんだ人たちから離れ、プライバシーのない空間で、管理された生活を送っていた。「誰ひとり好き好んで、こんな生活をするわけじゃない」と考えたのが、こぶし園の総合施設長だった故・小山剛氏。自宅にいても施設にいるのと同じ介護や生活支援を受けられるようになれば、高齢になっても好きな場所で好きな暮らしを続けることができるのではないか。そう考えた小山氏は、施設のヘルパーが高齢者の自宅を訪問して介護するサービスを始めた。介護だけでは足りない人には、施設から看護師も訪問する。食事がつくれなくなった人には、三食を届ける。郊外の大規模拠点から訪問するのは効率が悪いから、小規模な拠点を街中に設置し、「サポートセンター」と名づけた。自宅にいられなくなった人のための小規模な特養もその中につくった。ただし大部屋ではなく、全室個室で、各居室の入り口には表札もある。

こうして、郊外の大規模特養に入所していた高齢者たちを、もともと住んでいた地域に戻していった。100人の高齢者を収容していた元大規模特養の建物には、現在、事務所とデイサービスセンター、ショートステイなどがあるのみだ。

サポートセンターの近所には、入居者の家族だけでなく昔馴染みの友人知人も住んでいる。そうした人たちが立ち寄るうちに、若い人や子どもたちも出入りするようになった。介護相談に訪れる人、ボランティアを買って出る人、ただお茶を飲んでくつろぐ人とさまざまだ。高齢者のためにつくられた場所は、いまや「まちの居場所」となっている。

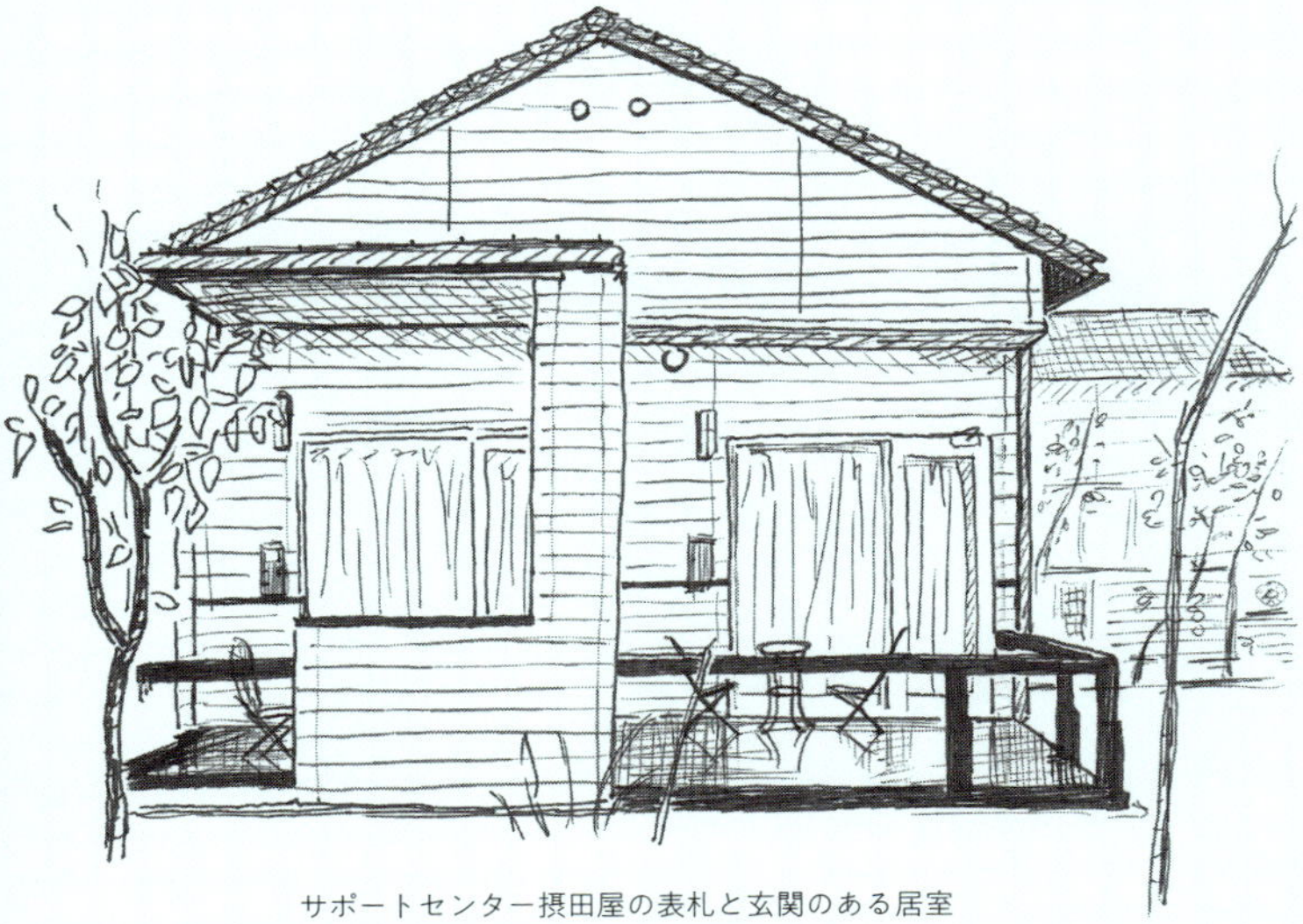

サポートセンター摂田屋の表札と玄関のある居室

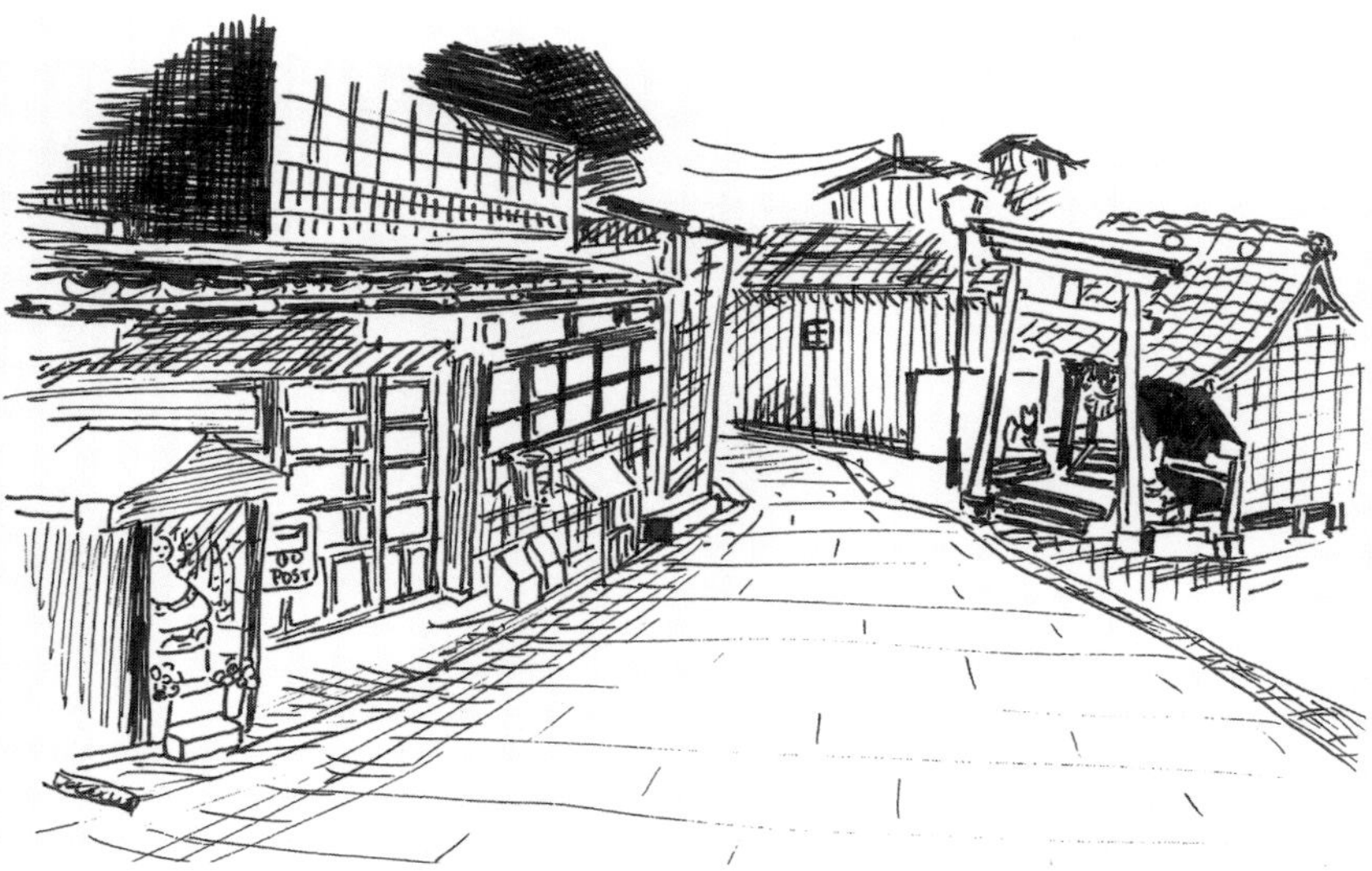

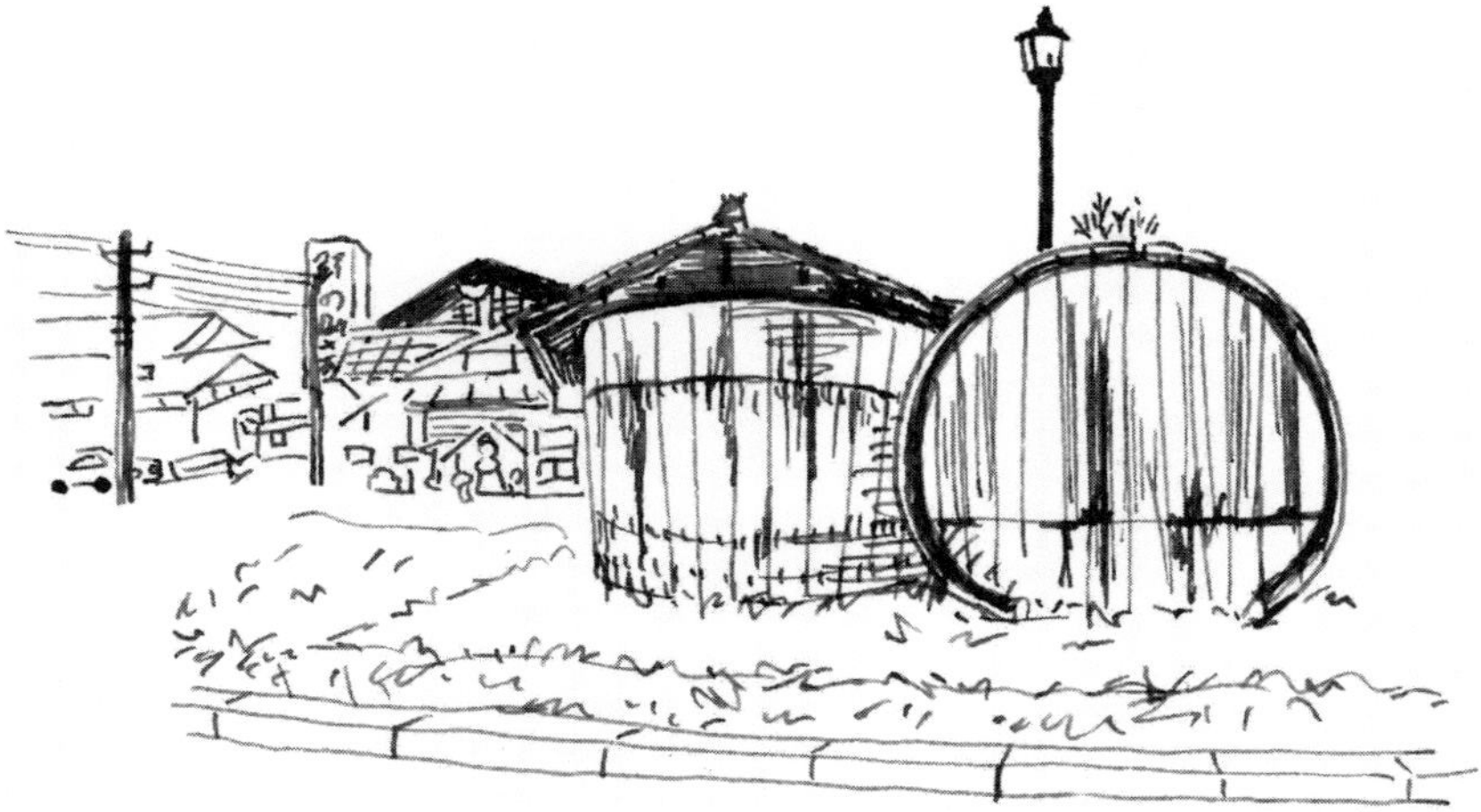

おいしい水が湧き出ることから、古くから醤油や日本酒の醸造所が集まっていた摂田屋地域。日本一といわれる鏝絵で飾られた土蔵など、明治・大正期の建物が多く残っている。

図｜長岡市内に広がるサポートセンター

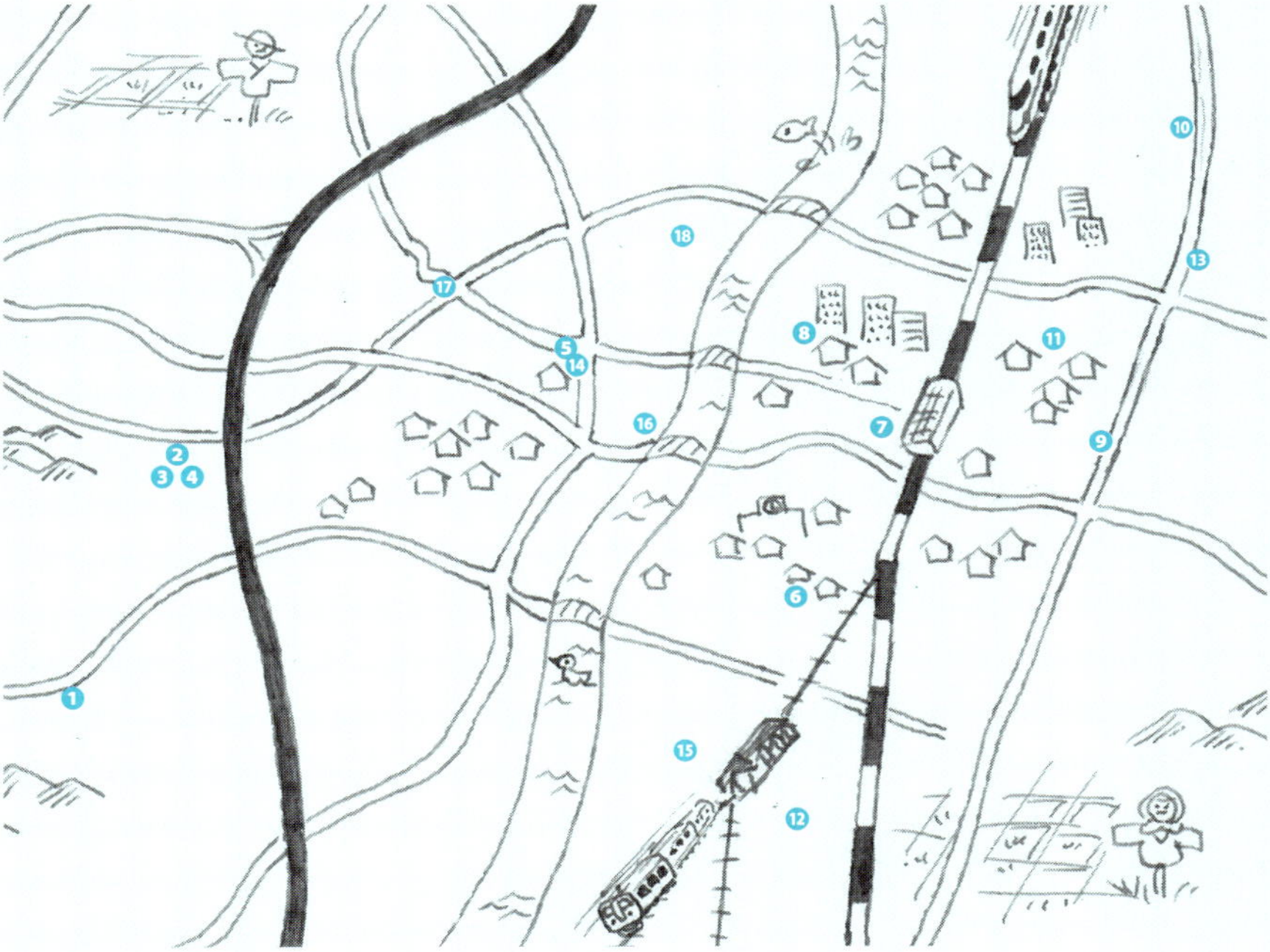

❶サポートセンター深沢（旧大規模特養、1982）
❷サポートセンター関原（2002）
❸小規模多機能型居宅介護アネックス関原（2008）
❹サポートセンター上除（2002）
❺サポートセンター西長岡（1995）
❻サポートセンター三和（2002）
❼サポートセンター千手（2009）
❽健康の駅 ながおか(サポートセンターしなの、2005)
❾サポートセンターけさじろ（1992）
❿サポートセンター永田（2004）
⓫ナポートセンター美沢（2006）
⓬ナポートセンター摂田屋（2010）
⓭サポートセンター川崎（2012）
⓮サポートセンター大島（2012）
⓯サポートセンター平島（2012）
⓰サポートセンター大島新町（2013）
⓱サポートセンター喜多町（2014）
⓲サポートセンター千秋（2014）

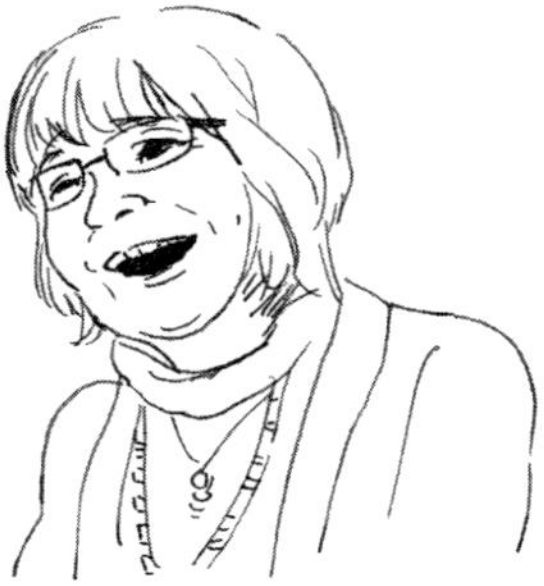

吉井靖子　よしいやすこ

1953年新潟県生まれ。看護師。社会福祉法人長岡福祉協会高齢者総合ケアセンターこぶし園総合施設長。1983年に、当時は特別養護老人ホームだったこぶし園に入職、施設看護・訪問看護を行なう。前総合施設長の故・小山剛氏とともに運営に携わり、小山氏の遺志を継いで2015年より現職に就任。

高田清太郎　たかだせいたろう

1949年新潟県生まれ。建築家。株式会社高田建築事務所代表取締役。1973年日本大学理工学部建築学科卒業。1976年に株式会社高田建築事務所を設立し、主に新潟県内で風土性ある独自の建築を数多くつくる。社会福祉法人長岡福祉協会の医療福祉建築などに携わり、小山剛前総合施設長の依頼でこぶし園の複数のサポートセンターの建築も手掛けてきた。2006年、生まれ育った摂田屋地域に理想の「間知」（まち）をつくるべく、「リプチの森」間知づくりプロジェクトをスタート。30軒の住宅が並ぶリプチの森内に、2010年、サポートセンター摂田屋を建築する。近隣住民として摂田屋地域のまちづくりに取り組む。

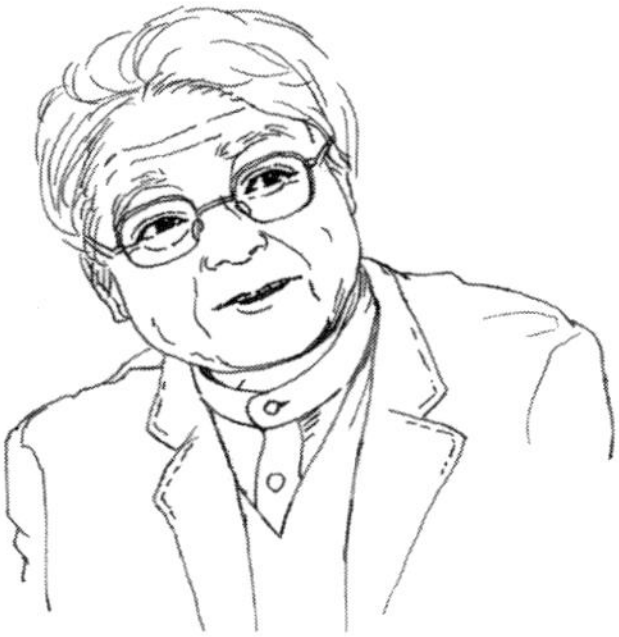

医療・福祉とまちづくりが近づいてきた

山崎　まず自己紹介をさせてください。僕は大学で公園の設計、いわゆるランドスケープデザインを学びましたが、公園だけではなく建築とセットの空間がおもしろいと感じて、建築設計事務所に就職したんです。

ところがそこで修行しているうちに、建物や公園そのものをつくるよりも、まちに住む人たちと話し合いながら、まち自体の方向性を決めていく仕事をやらなければいけないんじゃないかと思うようになって、まちづくりの会社として、２００５年にstudio-Lという事務所をつくりました。

始めてみると、いわゆるまちづくりだけではなく、病院を建てるときに地域の住民の話を聞いたり、最近ではお寺がコミュニティの核になるためにどうしたらいいか、なんて相談を受けたりするようになった。だから、まちづくりといわず「コミュニティデザイン」といって、コミュニティの方々と一緒にデザインを考えることを仕事にしています。

２０１４年頃から、医療や福祉分野からの問い合わせがすごく多くなってきたんです。それはたぶん、地域包括ケア[1]の流れでしょうが、施設福祉から在宅へ、地域へといったときに、「地域のなかのコミュニティやまちづくりと、医療や福祉がどう折り合いをつけていったらいいのか」ということに、各地で悩み始めるようになったからだと思います。でも僕たちは医療や福祉についてはまったくの素人ですから、「地域包括ケアって何だろう?」というところから調べてみることにしました。

そうしたら、都市計画からまちづくりに入ってきた僕たちのようなデザイナーや建築家と、医療や福祉からまちづくりに近づいてきている人たちが、いま、ちょうど同じ地点に来ているようだということが見えてきました。だから両者が一緒に話ができたらいいなということが、この本の始まりにあります。

その第1章として、理想的なお2人にお時間をいただきました。医療・福祉の側からまちへアプローチされてきたこぶし園の吉井靖子さんと、建築の分野からまちづくりをしてこられた高田清太郎さん。こういうお2人が一緒に取り組んでこられたというのは、地域包括ケアのモデルとしてぴったりだと思います。

ケアをまちのなかへ届けるしくみをつくる

吉井　高齢者総合ケアセンターこぶし園は、もともと、1983年に大規模集約型の介護老人福祉施設[2]（特別養護老人ホーム。以下、特養）としてつくられました。定員100名で、居室はすべて4人部屋。いまでこそアクセスはよくなっていますけれど、当時は本当に郊外の、人里離れた場所でした。

新しい特養のオープンですから、そのときに生活相談員だった前総合施設長の小山剛[3]は、ワクワクして100人を受け入れたそうです。でも利用者のご家族は「こんなところに置いていってごめんね」と泣いていた。それを見て小山は「特養はたしかに家族を介護から解放できるけど、利用者本人にとっては新たな闘いが始まるようなものだ。誰ひとり好きこのんで、自宅から遠く離れて、まったく知らない大勢の人と生活するのではない」と気づいたそうです。

そこで、自宅で介護ができないために施設に入る必要があるなら、居宅サービスがあればいいんじゃない？　と考えて、まず訪問介護を始めました。それからショートステイや、訪問看護、配食サービスと、施設と同じ３６５日・24時間のケアを、自宅にいる人にも提供するフルタイムの居宅系サービスを大規模特養に併設したんです。

でも、これがじつは失敗でした。大規模特養は市街地から遠く、訪問型の居宅サービスは効率が悪いんです。それで拠点を地域に点在させたのが、「サポートセンター」の始まりでした。施設機能を地域に点在させたのです。２００２年に第1号ができて、いまは、旧長岡市内に18か所あります。

一方、大規模特養にはすでに１００名の方が入居していましたが、やはりそこは終の棲家ではな

▼1　**地域包括ケアシステム**（**community-based integrated care**）　可能なかぎり住み慣れた地域でその人らしい暮らしを続けることを目的にした、医療・介護・福祉の包括的な支援・サービス提供体制のこと。自助（セルフケア、予防）・互助（保険制度）・公助（公的サービス）・共助（民間サービスや住民同士の支え合い）で構成される。現在は、障害者支援や子育て支援なども含めた幅広い「ケア」体制のある社会づくり（地域共生社会の構築）へと進化している。

▼2　**介護老人福祉施設**（**特別養護老人ホーム**）　基本的に常時介護を必要とする、要介護3以上の認定を受けた要介護高齢者のための生活施設。

▼03　**小山剛**（**こやまつよし、１９５５～２０１５**）　１９７７年東北福祉大学卒業後、知的障害児施設「あけぼの学園」、重症心身障害児施設「長岡療育園」の児童指導員を経て、こぶし園に主任生活指導員として勤務。２０００年より同センターの総合施設長となり、同法人の理事・評議員・執行役員・首都圏事業部相談役も務める。２０１５年、すい臓がんにより永眠。

い。もといた地域に戻ってもらいたいと思ったので、2005年の構造改革特区事業として、郊外の大規模集約型施設の入所者を住み慣れた地域に分散させていくシステムを、長岡市から国に提案してもらったんです。そしてサポートセンターの機能がついた「サテライト特養」をつくって、まずは、100人のうち15人を、もといた地域に戻しました。そして2014年3月に特養本体も市街地に移転し、すべての入居者を地域に戻すことができたのです。ちなみにこのサテライト特養[4]のしくみは、2006年の介護保険法改正で制度化されました。

サポートセンターがサービスを提供する範囲は、それぞれ半径1～3キロメートルくらいです。必ず小規模多機能型居宅介護[5]を併設して、地域の方を25人登録しています。看護小規模多機能型居宅介護[6]や、グループホーム、バリアフリーの住居を併設しているところもあります。特養のなかだけでなく、その地域全体をみているのです。

それから、高齢者だけでなく子どもたちも集まる場所にしたいと考えて、キッズルームをつくりました。児童館や託児所ではないのですが、子どもたちが自己責任で自由に遊べる居場所です。冷暖房があるので、学校帰り、冬休みや夏休み中など、自由に入ってきています。地域の誰でも気軽に来てもらえる地域交流スペースもあります。

こぶし園には、3つの特長があるんです。1つは介護保険制度ができる以前から行なってきた、365日・24時間の介護と看護。それから、いち早くICTを取り入れて、ナースコールの代わりにテレビ電話、連携や間接業務の効率化のためにタブレット端末を使っていること。3つめは、不動産の外部化です。社会福祉法人には、その建築物も土地も所有していなければならないという規定があるのですが、その規定はサテライト特養には適用されません。そこでサポートセンターは、地域住民の方の土地に建ててもらい、こぶし園がお借りするといったかたちをとっています。この方法が地主さんに口コミで広まったみたいで、サポートセンターをつくる土地に困ることはありません。

まちの一部としての「サポートセンター」

山崎　そのサポートセンターの1つが、ここ「サポートセンター摂田屋」で、高田さんが設計・建築されたんですね。しかも高田さんは土地と建物のオーナーでもある。

高田　もともとここは住宅になる予定でしたけど、小山さんが「このあたりにもサポートセンターを1つつくりたい」と相談してきたんです。そこから始めて、建物は私たちがつくって、こぶし園

▼4　**サテライト型特別養護老人ホーム（特養）**　2006年施行の介護保険法改正において設置された地域密着介護老人福祉施設（地域密着型サービス）の1つ。定員30名以上の特養を本体として、本体と密接に連携を取りながら運営される定員30名未満の小規模特養のこと。提供されるサービスは通常の特養と同じだが、原則として利用者は施設がある市町村に居住する人であること、本体から通常の交通手段で20分以内の場所であることなどの条件がある。

▼5　**小規模多機能型居宅介護**　介護保険サービスの1つで、通所施設におけるデイサービスを基本として、訪問・ショートステイを利用者の希望や状態に合わせて組み合わせることができる。「地域密着型サービス」に分類され、基本的に事業所のある市町村に居住する人が登録可能。1事業所につき登録できる利用者数は29名までで、デイサービスはおおむね15名以下・ショートステイはおおむね9名以下とされている。

▼6　**看護小規模多機能型居宅介護**　2012年に「複合型サービス」として新設された介護保険サービスで、小規模多機能型居宅介護に訪問看護を併設したもの。小規模多機能と比較し、より医療依存度の高い人や状態が不安定な人が利用することを想定されている。2015年介護報酬改定で現在の名称に改称された。

にはリースで提供しています。もとは分譲地として計画して造成していたので、リースとなると、正直、費用的に厳しい面もありましたが、いまは皆さんから「心がほっとするまちですね」と言ってもらえるようになったので、結果的にはよかったと思っています。

ここは、サポートセンターも住宅も含めて、「リプチの森」という1つのまちなんです。私は昔から、いつか自分もまちをつくりたいなぁと思っていましてね。そのきっかけは、35年くらい前に、建築家の宮脇檀さん[7]が団長を務めたヨーロッパ7か国の建築視察旅行に加えてもらい、スイスに行ってアトリエ5の集合住宅[8]を見学したことでした。「ここはデベロッパーじゃなくて、建築家集団が自分たちで資金を出し合って理想のまちをつくったんだ」と聞いて、たいへんびっくりしました。そしてそのことが心のどこかにメモリーされていたのか、いつか自分も……という想いがあったのです。

それで、もともと摂田屋地域にあった自動車学校が統合移転し、入札金額も含めた土地利用のコンペティションが開かれたときに、弊社は48戸の住宅や店舗をつくる計画を提案したんです。それが通って、2007年から開発を始めました。小山さんの相談は2010年ごろだから、計画の半数ほどの住宅がすでに建っていて、25家族が住んでいましたね。

山崎 その方々は、ここにサポートセンターができることを知らずに買ったんですね?

高田 そうなんです。だからサポートセンターの計画を発表したら、まず2人の住人が「今度できるのは住宅じゃないんですか」と尋ねてきました。地区計画では戸建住宅だけではなく店舗や集合住宅を入れ、それらと住宅とを分けないと謳ってあり、購入時にも重要事項として説明していましたから問題はないのですが、そのときに再度説明しました。

いいまちというのは、ジェイコブズ▼9が言うように、小さなまちで、道がゆるやかにカーブしていて、老若男女がいて、産業がいっぱいあって……そういう多様性のあるものなんです。そのような、計画者ではなくて生活者を大切にするまちづくりも、リプチの森のテーマの1つでしたから。それでもやっぱり、「でも、福祉施設はちょっと……」というクレームがついたんです。

住民が心配していたのは、次の4つの点でした。まず、車の出入りが多くなるんじゃないか。それから、救急車が頻繁に来るんじゃないか、においがするんじゃないか、徘徊する人がいるんじゃないかということでした。そこで、住民に集まってもらって、小山さんに1つひとつ答えてもらいました。

たとえば、「車はありません。車を運転する人、いません」。サポートセンター摂田屋には、サテライト特養のほかに在宅支援型住宅が併設されていて10世帯が入っていますが、誰も車を運転しません。ご家族を含む地域の方は、近所に住んでいるので、ほとんど皆歩いてきます。

▼7 **宮脇檀**（**みやわき まゆみ、1936〜1998**） 日本の建築家。国内の伝統的な集落のデザイン・サーベイを行ない、歴史的文脈や景観のみならずその共同体のあり方を含めた集落の構造を分析。住宅地の全体計画などに活かした。

▼8 **アトリエ5**（**Atlier 5**）**の集合住宅** 「ハーレンの集合住宅（Siedlung Halen）」とも呼ばれる。スイスの建築設計事務所「アトリエ5」によって1957〜1961年にかけてつくられた、81住戸と3つのテラスがある集合住宅。スイスの首都ベルン近郊にある。

▼9 **ジェイン・ジェイコブス**（**Jane Jacobs, 1916-2006**） アメリカのノンフィクション作家・ジャーナリスト。『アメリカ大都市の死と生』（1961）、『都市の経済学』（1986）などがその後の都市計画や建築に大きな影響を与えた。安全で暮らしやすく活力のある都市には、複雑に入り組んだきめ細かな多様性が必要であること、そしてそうした多様性が生まれるためには、「4つの条件」（混合一次用途・小さな街区・古い建物・密集）がすべて揃うことが必要であると主張した。

それから救急車。「大丈夫です。救急車は、突然必要になったときに来るのであって、ここでは前もってケアしているので、ほとんど来ません」と。

山崎　普通、想像するのと逆ですよね。

高田　あと、におい。「においがしたら、皆さんの家庭ではどうしますか？」「窓を開けます」「ここはスタッフがそれをやりますから、臭くありません」。

山崎　実際にこうして建物のなかに入っても、においはしないですよね。

高田　小山さんは「それが普通ですよ」って言いました。さらに徘徊する人。「あまり大きな声では言えないけど、徘徊している人、すでに学区内では100人か、200人はいますよ」って（笑）。

そうしたら、それから皆が応援してくれるようになって。その説明会で、仕切り直しができてよかったようです。

施設じゃない、家をつくるんだ

山崎　通常は、すでに住民が住んでいるところに、あとから福祉施設をつくるというのはなかなか成立しないものですよね。

高田　それが、ここではすんなりといきました。最初から「施設じゃない、住宅をつくるんだ」「地域に帰したいんだ」と説明したんです。「知らない人じゃない。あなたのお父さん・お母さん、おじいちゃん・おばあちゃんが戻ってくるんだよ。何も特別なことではないんだ」と。それを示している特長の1つとして、施設の看板がないということが挙げられますね。

吉井 そうそう。サポートセンターには、各居室の表札はあっても、看板は一切つけていないんです。利用者さんの家族からは、看板があると行きやすいという声はあったんですけど、「あなたのおうちに看板がありますか？」と、お断りしました。家には表札はあっても、看板はないでしょう。

高田 タクシーの運転手には何度も「住宅だと思って、迷っちゃった」と言われています。思惑どおりです。

山崎 ほかのサポートセンターも看板はつけてない？

吉井 つけません。市内に1か所だけ、こぶし園の事業全体を看板にしたものがあるのみです。

山崎 なるほど、そのスタイルが定着しているわけですね。

高田 設計するとき、毎回、小山さんに言われたんですよ。「施設つくるのか、家つくるのか」って。

吉井 私たちは、「家」をつくりたいんです。２００６年に行なわれた介護保険制度の改正で、介護が大規模集約型から地域生活支援に方向転換され、施設での食費と居住費が原則的に自己負担になったという大きな変更がありました。アパートで家賃を払うのも、施設に入って部屋代を払うのも、同じことになったんです。家賃を払うのであれば、いい環境に越したことはない。４人部屋よりも個室がいいだろうし、地域から離れた郊外ではなくて、自宅により近いところがいい。そうやって質を向上させていかなければダメだと考えました。

旧こぶし園では1人の生活空間は8・25平方メートルくらいでしたが、サポートセンターはすべて個室なので、16〜19平方メートルとかなり広くなっています。居室にベッドとエアコン、トイレはついていますが、そのほかは使い慣れた家具を持ってきてもらったりして、特養の居室と思えない、まるで自宅のようなしつらえになっているお部屋もあります。

日本の特養の4人部屋は、病院モデルでつくられていました。だから面会に来た人も、中腰で話してそそくさと帰るようなかたちで、ゆっくりともに過ごせる空間ではなかった。それを個室化して、これまで使っていた自分の椅子や食卓を置いてもらうことにより、「その人の部屋」になる。家族が来たら一緒に食事をすることだってできる。おじいちゃんやおばあちゃんのお部屋が、家の外のちょっとだけ離れたところにあるという感覚なんです。

もちろん、面会の時間やタイミングも自由。これまでの特養では家族が面会に来るとまず事務所があり、そこで利用者との間柄や目的などを面会簿みたいなものに書いたでしょう。でも私たちは普通の暮らしに近づけたいという思いがまずあったので、面会簿をなくしました。だって、アパートやマンションで、管理人に目的や行き先を言う人はいないでしょう。事務所もとても小さな部屋にして、ホテルのフロントのようにしています。

とくに、サポートセンター摂田屋では、居室1部屋ごとに表札だけでなく玄関をつけました。重度の方はこちらで鍵を管理しますが、基本的には入所するときに「もしよろしければ」と言って鍵をご家族に預け、職員にいちいち断らなくても自由に入ってもらうようにしています。看板をなくしたように、外見も対応も、極力「施設っぽさ」を消すようにしています。

山崎　いまは、ご近所の方々はどう受け止めているんですか。

高田　とくに問題はありません。サポートセンターは夏には冷房が効いているし、冬も暖かいので、子どもたちが学校帰りに来て遊んだり、高齢者とお話をしていたりしますよ。

「自分が住むなら」の目線

山崎　この住宅地は、あと20年も経つと一等地になりますね。サポートセンターのお隣さんでしょう。何かあったときには、すぐ来てくれる。距離なく、まるで施設にいるかのように、365日・24時間ケアをしてくれるまちです。住民の方々も、20年くらい経ったときにそれを実感すると思うんです。普通、35〜40歳くらいで20〜30年のローンを組んで家を買いますけど、自分が50〜60歳になったときに、あらためてここに住んでいてよかったなと思う機能があるんですから。

吉井　まちが施設だとしたら、サポートセンターが看護師や介護職がいるステーションで、道路が廊下で、それぞれの家が居室になりますね。どのサポートセンターもこのかたちです。これは、地域包括ケアシステムの1つのかたちになっていくと思うのです。

山崎　それは素晴らしいなぁ。

高田　こぶし園の長い歴史のなかで培われたものですね。

山崎　逆に、まちぐるみでやるときに難しいことって何かありますか。費用面など、施設のほうが効率がよい面もあるんじゃないでしょうか。

吉井　費用面の効率は悪化しています（笑）。これからはたぶん、マンパワーが課題ですね。それを打開するためには、1つの法人が地域をまるごと受け持つという「地域包括報酬制度」のようなものが必要になると思います。法人を決めるときは、指定管理者と同じようにプロポーザル方式で、審査には必ず利用者・家族の目も入れて、よくなかったら別法人に変えればいい。

いまは、1つの地域内に複数法人があるからそれぞれに運営部門や配置基準を守った人員が必要で、無駄があるんです。

高田　そうなったら、国にとってもいいですね。

吉井　最近は、「連携から統合へ」といわれるようになっています。地域包括ケアシステムをつくるなら、統合せざるを得ない。いま、話した案が実現したなら、究極の統合だと思う。

山崎　これまでも連携してきたし、いいところもあるんでしょうけど、連携にも無駄はありますものね。

高田さんから見て、こういったこぶし園の取り組みはどうですか。ハード面だけではなく、こういうしくみそのもの……施設の廊下がまちの道路で、ナースコールはタブレットで代えられるというような。建築業界では、よくメタファー[10]という言い方をしますけど、まさに、まちが施設のメタファーとなっている。

高田　その通りですね。また、同時にフラクタル[11]といってよいかもしれません。いまとなっては、自分にとっても当たり前なんですよね。

ただ、こぶし園の考え方で私がいちばん共感したのは、「人間の居場所って何なんだろうか」ということを、計画者じゃなくて、生活者の目線で考えるということでした。すごく目線が低いところに置かれているんです。これって、普通はとてもコストがかかると思いますよね。

山崎　たしかに。

高田　上から目線でやれば、そんなにコストがかからないところを、生活者目線で本当にきめ細かく考える。小山さんは、「普通だよ」と言っていましたけど。

吉井　小山はそう言いますね。私たちは、特別なことをしたいわけではなくて、普通のことを普通にやりたいんだ、と。やっぱり、利用者の立場に立っていたいんです。自分が使うなら、と考える。

山崎　施設管理者ではなくて、利用者の視点から考えていこうとされたんですね。だから、高田さんと小山さんは意気投合して、いろいろやれたのかもしれないですね。

高田　小山さんは、「もっと広く、もっと安くつくれ」と口癖のように言っていました。これもやはり、利用者のために。高い施設はいくらでもあるけど、本当にやりたいのは、いちばん困っている人たちが入れる場所をつくることだ。ホテルコスト[12]は3万円台にしなさい、と。設計者としては、そのたびに悩みましたが。

吉井　建築コストは自己負担分の部屋代として利用料に跳ね返ってしまいますからね。そこは譲れないんです。

山崎　それは、正しいですよ。建築家というのは、コストをちょっとずつちょっとずつ、無意識のうちに上げていっちゃうんですよね。いい空間をつくろうと思うと、総工費が上がってしまう。設計料は総工費の1割程度ですから、総工費が上がれば建築家の収入も上がる。そこの利害が一致しちゃうと、高額で妙な建築が生まれてしまう。

▼10 **メタファー**　隠喩。あるもの（A）を表現するときに、そのもの（A）の特徴を暗示する別の言葉（B）や物（C）を用いる手法。「時は金なり」など。近年では表現手法のみならず、人間の認知において、「ある事柄をほかの事柄を通して理解し、経験すること」を指すこともある。

▼11 **フラクタル**　もとは幾何学の概念で、部分が全体に相似（自己相似）していること。

▼12 **ホテルコスト**　居住費（家賃・光熱費）と食費。

だから小山さんみたいな人がいて、「できるだけ安くやってくれ」と建築家が無理だと思うくらいのことを言ってくれると、いいアイデアが出てくるんです。

まちでできることを広げていく

山崎　ここまで施設にフォーカスして話を進めてきましたけれど、こぶし園は、施設から外へ出ていくことにも重点を置いていますよね。いわゆる普通のまちのなかにある家に、365日・24時間訪問ができるしくみです。僕たちのプロジェクトでも、わりと似た考え方をもってやることが多いんです。

たとえば、長崎の五島列島に半泊という小さな集落があります。五島列島の福江島のなかでも比較的不便な場所にある集落です。もともと隠れキリシタンの里だった場所で、現在ではいわゆる限界集落になってしまっていた。昔は20世帯くらい住んでいたようですけど、この50年間でどんどん人口が減少し、いまでは5世帯9人しかいないんです。もともとの住民が4世帯と、最近移り住んできた住民が1世帯。

もともとの住民は皆70代以上で、隠れキリシタンの人、カトリックの人などさまざまで、微妙に仲がよくないんですよ。協力して何かをやろうという雰囲気にならないらしくて。一方、新しい1世帯は50代の夫婦で、五島列島出身の奥さんと東京出身のご主人。集落にあった小学校の分校が廃校になって、その跡地に住みながら集落を元気にする人を五島市が募集したときに入ってきた方々です。

その夫婦は校舎のなかをリノベーションして、自分たちが住む場所にしつつ、集落の人たちに、ここに集まって何かやってもらおうと考えた。ところが、昔から住んでいた4世帯に一生懸命話しても、なかなか来てくれないんです。仲がよくないからね。それで困っちゃって自治体に相談したことがきっかけになって、studio-Lが協力することになりました。

その夫婦が取り組んでいたのは、分校跡地を使って観光客を呼び、自然体験などをしてもらうことでした。周辺の山や畑は、元の住民だけでは手入れができなくなって荒れてきていた。それで彼らが思いついたのは、半泊にはきれいな港も水も山もあるんだからと、都会からエコツアーのようなかたちで10人単位で旅行者を受け入れ、1週間泊まって環境学習してもらう「半泊ステイ」でした。

夫婦が住んでいるのは分校の一部だけなので、ほかの教室に泊まれるようにしたらけっこう人気が出たんですけど、ベッドが5つくらいしかなくて。それで、僕たちが入ったときに、元の住民のうちの1人が「うちには空いている部屋がたくさんある。トイレや風呂、食事を廃校で済ませてくれれば、寝るだけならうちに来ていい」と言ったんです。つまり、集落の道路を「旅館の廊下」、その人の家を「客室」としていいと。そうしたらほかの3世帯も、「じゃあ、うちも部屋を貸してやるよ」と言って、いま、皆の家の空き部屋が旅館の客室となって、食事や入浴といった旅館の中核機能だけは分校跡地というスタイルでやっています。

高田　観光がさかんになればホテルが不足するからと……「民泊」の前身ですね。

山崎　これがこぶし園とすごく似ていると思いました。大きなホテルとか旅館を建てるのではなくて、そのなかの必要な機能だけを小さくして、あとは「まち」でいいじゃないか、という考え方。旅館じゃなくて、高齢者施設でもそれができるんだというのは、目からウロコでした。

僕の知り合いの岡昇平さんという建築家も、同じように「まちぐるみ旅館」というものを香川県高松市でやっています。みかんぐみ▼13という建築設計事務所にいた岡さんが高松の実家に戻ったら、親御さんが温泉の出そうな土地を買うという。掘ってみたら本当に出たので、彼の処女作は温泉。仏生山温泉といって、みかんぐみ風でちょっとオシャレなんです。

岡さんの本業は建築家ですが、彼の建築設計事務所のスタッフは温泉でも働いていて、仏生山にいっぱいある空き家を1戸ずつリノベーションして、客室にしていって、これを道路でつなぐということを始めています。お風呂は温泉がある。食堂はまちのなかにいっぱいある。仏生山のまちをまちぐるみで旅館にしましょうというプロジェクトです。

吉井　地域が旅館なんですね。箱物じゃなくて。

山崎　そこには、今は30代が多いんだけど、自分たちが40年後も、50年後も住めるまちにしたいという考えがあるんです。高齢になったときにもパンを食べたいから、いまあるパン屋さんに自分の好きなパンをつくってもらうとか、年をとっても男性が1人で行けるカフェがほしいけど、高齢男性が1人では入りづらい、本や新聞があればそれを言い訳に入れるというので、いまあるカフェに本や新聞を置いてもらったりとか……。

岡さんは今、42歳。だけど、30〜40年後にはその土地に住む高齢者になっていくので、たぶん「まちぐるみ旅館」は、そのうち、まちぐるみでこぶし園みたいになっていくんじゃないか、と。

吉井　小山は「自分が使うときにどう思うか」と、人のためでなく自分のためにと言っていましたから、同じですね。

「あそこなら入ってもいい」と言われるように

山崎　こぶし園が居宅サービスやサポートセンターというシステムをつくった。では、この地域に住んでいる、いまは健康な人たちは、そこにどう関わっていくんでしょうか。

吉井　一般的に、老人ホームとか福祉施設はマイナスイメージを抱かれがちで、できれば入りたくないという思いがありますよね。だから、いざそういうものが必要となったときに、抵抗なく「あそこなら行ってもいい」と思えるように、普段から地域の方々との交流を心がけて、いろんな住まい方があるということを、私たちから地域の方に伝えるようにしています。それからイメージづくりとして、たとえば、インテリアや飾りひとつとっても、幼稚な感じを出さないように工夫しているんです。自分が入るとなったら、いやじゃないですか。

さらに、サポートセンターへ地域のボランティアの方々に積極的に入ってもらうようにしています。いずれサポートセンターを利用する可能性のある方々でもありますから、福祉施設のイメージを取っ払って普段から通い慣れてもらうことと、上げ膳据え膳にはせず主体的に動いてもらうことを意識しています。

ボランティアとしての役割は、お掃除や会話など一応決まっていますが、それ以外は、いつ来て

▼13　**みかんぐみ**　神奈川県横浜市の建築設計事務所。代表作は、愛・地球博トヨタグループ館（愛知県）、マルヤガーデンズ（鹿児島県）改修、マーチエキュート神田万世橋（東京都）など。

もいいし、いつ帰ってもいい。適当な時間にどうぞ勝手にお茶を飲んでくださいというスタンスです。そうすると、いつの間にかやることを終えて、おしゃべりして、お茶碗を洗っている。普段から、社会資源としてサポートセンターを使ってもらうことを意図しています。

山崎 ボランティアの方はどうやって増えていくんですか。

吉井 口コミです。利用者から聞いたり、ほかのボランティアの方から聞いたり。

高田 80代の方が、「自分も年をとったらお世話になるから」と言って来ていますよ。実年齢と精神的な年齢にはどうもギャップがあって、支える側の人というのは、自分はいつまでも若いと思っているんです。だから、ボランティアにも次々参加してくれて、平均年齢77歳。皆、シャキシャキしています。

吉井 高齢でも、お元気な方がたくさんいるじゃないですか。それなら家にいても仕方がないということで、これから働くのは難しいけれど、ボランティアで地域のつながりや健康を維持したいと思われるのかもしれません。

高田 人間の欲望にはいろいろあるだろうけれど、意識の有無にかかわらず本能的に人のために役に立ちたいというのがいちばんの欲望なのでしょうね。そうすることに自分の存在意義があるというような雰囲気が、この地域に芽生えるといいなと思っているんです。

山崎 それが、施設ではなくまちでやることのメリットかもしれないですね。大規模な介護施設にはなかなか入りにくいけれども、誰かがしょっちゅう出入りしているし、近所を訪問してまわっているし……となると、自分も関われそうな感じがしてきますよね。

吉井 それから啓発のための介護教室や体操教室などのイベントも、地域との関わりで重要ですね。

サポートセンターではどこでもやっています。認知症に関心が高い方が多いので、オレンジカフェ[14]や薬の講演会なども開催しています。

高田 病気のことも「何でそうなるか」ということまで医療関係の人が話してくれるから、おもしろいのです。

山崎 いろいろな機能を発揮しているわけですね。

吉井 福祉教育や相談機能などの役割を果たせるような、地域の福祉拠点になっていきたいんです。サポートセンターには、看護師もほかの専門職もいますから。

山崎 地域包括支援センター[15]との関係はどうなっているんですか。サポートセンターは、中学校区に1つずつくらいあるわけですよね。

吉井 地域包括支援センターを長岡市から受託しているサポートセンターが2か所あります。ほかも、地域ケア会議に出て、担当の地域包括支援センターと情報を共有していますし、日頃から必要があれば、地域包括支援センターにつなげています。逆に、先方から依頼を受けることもあります

▼14 **オレンジカフェ** 「認知症カフェ」や「Dカフェ」とも呼ばれる。認知症のある人やその家族、医療・介護の専門職などが集い、お茶を飲みながら気軽に話をすることを目的とした場。2015年に厚生労働省から発表された「認知症施策推進総合戦略——認知症高齢者等にやさしい地域づくりに向けて（新オレンジプラン）」においても、その設置・推進が呼びかけられている。

▼15 **地域包括支援センター** 2005年の介護保険法改正で全国の区市町村に設置された、地域の介護・福祉・医療の包括的相談窓口。保健師、社会福祉士、ケアマネジャーなどが常駐し、住民からの相談対応・支援や介護予防ケアマネジメント、事業者へのケアマネジメント支援・連携調整などを行なう。市町村および委託を受けた法人（在宅介護支援センターなど）が設置できる。

ね。サポートセンターは、利用者にとって、わざわざ地域包括支援センターへ行かなくても身近なところで相談できるという位置づけなのでしょう。

サポートセンターのような地域密着型施設には、2か月に1回、「運営推進会議」を開くことが義務づけられているのですが、そこで地域の医師や住民の方々にお話をして、町内会にもち帰ってもらったりもしていますし、実習生もよく来たりする。彼らには、オンブズマン的な第三者評価を期待しています。

山崎　しょっちゅういろいろな人が入ってくるんですね。だからこそ、幼稚な環境づくりや言葉づかいにはできないわけですね。

吉井　対応が悪ければ、クレームも来ますからね。

高田　サポートセンターが主催するだけじゃなくて、逆に地域の文化祭など町内行事に参加する場合もよくあります。摂田屋地域には、他分野との関わりに積極的な町内会長さんがいて、町内行事がさかんなんですよ。ここをつくるときにも話し合ったし、まちおこしも一緒にやっているんです。

そうやってサポートセンターがここにあることが、何か自然になってきたんです。こういうまちは、時代と場所が要求してきたという気がします。だから、偶然じゃなくて必然的に生まれたといえるのではないでしょうか。

山崎　ほかの施設で働いていた方がこぶし園で働くこともあると思いますが、どんな感想をもたれるんでしょう。本来はこちらのほうが普通なんですけど、こちらの施設の「普通」が世間一般には「異常」に感じられるようなことはありませんか。

吉井　そういうところはありますね。ただ、ほかの法人から来たスタッフは、ほとんど「こぶし園の方向性に共感して」と言ってきます。こぶし園を選ぶこと自体が、従来のケア論に疑問や不満を感じているということなんでしょうね。地域密着型とか、地域包括ケアシステムの勉強をしたいからと入ってくるスタッフはけっこういますよ。

高田 サポートセンターの開設時に、小山さんがここで説明会を開きました。そこに来ていたある福祉施設の方が、その話に共感してこぶし園に移ったそうです。「これが本当の介護だよな」と思ったと聞きました。

吉井 逆に、こぶし園を辞めていくスタッフというのはあまりいなくて、大体は結婚退職などですね。待遇が大きく違えば施設を移る人もいるでしょうが、それに関してはヨソとそれほど変わるものではないので。

できない理由を100挙げるか、できることを1つ見つけるか

山崎 こぶし園に来た見学者の方々は「すごい取り組みだけど、私たちには無理です」と言われるそうですね。その人たちがいちばん無理だと思うのはどこなんでしょう?

吉井 ここに小山がいたとしたら、「その気がないだけです」って言うと思います。長岡という片田舎の一介の施設長ができるんだから、ほかでできないわけがない。ただ、したくないだけだって。

高田 ギャップがありますよね。そう言い切って本当にやる人と、言い切ってやらない人と、言い切れない人と。

山崎 やらない理由ばかり言う人と(笑)。

吉井　「できない理由を100挙げるのは簡単。その100を考える余裕があるなら、できることを1つ考えろ」って、小山はよく職員にも言ってましたね。できない理由は「金がない、人がない、アレがない、これがない」っていくらでも言えるけど、1つできることを真剣に考えろ、「できないわけがない」と。

山崎　そうですよね。やりようによってはできるはずです。

吉井　私たちがやってるんだから、できないわけがない。

山崎　小山さんが亡くなる前にご友人に送ったメールで、とてもいい仲間に囲まれて幸せだったという言葉とともに「みんなでいいことを言いながら赤字に苦しむ会」だった、と書かれていたと聞きました。正しいことをやろうという仲間が集まって、皆でどうやって金を捻出するかといってがんばり続けてきたこれまでだった、みたいな話。その覚悟があれば、できないことはないんじゃないかと思いますよね。できない理由を言う人たちは、金の要素、人の要素、制度の要素といろいろ言うかもしれないけれども、決してできないことではない。こぶし園だって、それを1つずつひっくり返してきたわけですから。

吉井　施設を運営する自分たちのためではなく、利用者のためにどうしたらいいのかという問いが、やっぱり根底にあると思います。

山崎　その意味では、亡くなった小山さんにこそ、長生きしてもらい、認知症とかになって利用してほしかったですね。そのためにやったんだから。80、90まで生きてもらって、「いい施設だなぁ。ここは誰がつくったんだい？」って（笑）。

高田　彼の最期はやっぱり「自宅で」でしたね。

吉井 有言実行でした。

高田 小山さんはすごくお酒が好きで、私もご一緒させていただくことが何度かありました。どれだけ飲んでも、最後までブレないんですね。「金儲けのためにやるなら、福祉施設をやっちゃだめだ。そんなんじゃないんだ！」って、酔ってても言う。だから、そういう施設をつくってくれよって。こっちは酔っちゃって、うなずくだけになっちゃって。いま考えてみると、福祉を志す者の使命感みたいなものを教えてもらいました。本当に楽しい旅だったねぇ。

吉井 うん。

高田 誰のためでもない、自分のためだと言う。「利用者は自分なんだよ」って。これはすごい。ある意味で、愛の塊みたいな人だね。私も小山イズムを真正面から受け、取り組ませていただきました。最初のころは、図面を持っていくと「これじゃただの施設だな！」と却下されて（笑）。そのこぶし園がいま、日本の地域包括ケアの先駆者のようになっていて、不思議な気がします。

吉井 志が、思いが大きい人だった。

山崎 自治体も、小山さんとのやりとりのなかでその思いに動かされて、意識を変えていったところがあるかもしれないですね。そのなかで特区に手を挙げるなど、いろいろなことが生まれてきた。こういうプロジェクトを各地で進めていこうと思ったら、自治体の理解は必要でしょうね。

まちに境界線はいらない

山崎 地域って、本来はいろんな人が住んでいるのが当たり前じゃないですか。それが福祉三法[16]や福祉六法などの法的バックグランドができ、財源がついたから施設をつくって、そこに福祉の対象となる人を入れるという歴史があった。だから、「家族で面倒がみられないから施設へ」ということは、ある意味、その時代の必然だったと思うんですね。それを単純に「もう一度家族に戻そう」としてもうまくいくわけない。だからこそ、家族に戻すというよりは「地域に戻す」。そのためにサポートセンターのような機能が必要だという。この流れは、すごくいいような気がしますね。

地域には、そもそもいろいろな人がいる。若い人も、高齢の人も、健常の人も、ちょっと心身が不自由になった人もいる。この雑多であることの意味みたいなものを、どういうふうに考えますか。

吉井　それが普通じゃないですか。生きていくなかでの普通。

山崎　具体的には、大規模特養はどういうふうに普通じゃなかったんでしょう。僕は経験したことがないので、特養の4人部屋の異常さは想像するしかないのですが。

吉井　暮らしですよね。大規模特養の利用者の方が地域に帰ったときに、「見慣れた風景に戻った」という言い方をしていました。いろいろな事情がありますから、誰もが自宅に戻れるわけではないですが、たとえ自宅に戻らなかったとしても、住み慣れたところ、ご家族に近いところに住むということは、距離的・物理的な安心感があります。それがその人の生きる意欲にも影響がある気がしますね。

高田　だけど、先日まったく逆の事例を聞いてしまいました。この地域に住んでいる人がサポートセンターに入ったんですけど、家族がすぐ近くにいるから、しょっちゅう家に帰ってくるんだそうです。それはすごくいいことだと私は思ったんだけど、家族が仕事できなくなってしまうから、逆に遠くの施設へ移すことにしたんだそうです。これは、家族を中心に考えているからですよね。でも本人にとっては、家の近くだからこそすごく楽しかったんだと思うのですが……。

吉井　介護保険制度で、介護は「措置」から「契約」に変わりました。介護保険は、そもそも家族だけで介護を担うのではなくて社会で介護していきましょうという、「介護の社会化」だったわけです。社会でみていくから保険になったのですが、その事例のように、いまはまだ家族のために使われているような気がするんです。本人が意向を言えない状況になっているんですよね。

山崎　いまの話は、その象徴ですね。

吉井　サポートセンター構想や特養の分散という取り組みで、小山は本来の介護保険の趣旨を示そうとしたんじゃないかと思うんです。

高田　小山さんが、「待機老人はゼロだよ」と言っていましたね。家族が待機しているだけであって、本人は待っていないというんです。だから、介護保険の趣旨からいえば、本来なら本人が申請すべきものだろうと。でも本人申請はゼロだそうです。

吉井　本人が希望しているわけじゃないということですよね。

高田　聞いたときは目からウロコでした。

吉井　これは、単に特養が悪いとか、もう要らないということじゃないんです。特養だったとしても、部屋代は実費で払うわけだから、より住環境のいいところ、自宅に近いところも選べたほうが

▼16　**福祉三法（六法）**　1950年代にできた生活保護法・児童福祉法・身体障害者福祉法を総称して福祉三法と呼ばれる。これに1960年代につくられた知的障害者福祉法・老人福祉法・母子及び寡婦福祉法を加えて福祉六法といい、この福祉六法により社会福祉制度が整備されたとされる。

いいでしょう、ということなんです。選択肢が増えるのはそれだけで利用者にとっていいことで、自宅がダメならすぐに特養、それも大きくて遠いところに集められて……もう、そんな時代じゃないよね。

小山はよく言ってました。「特養とか施設とかそんなの関係なくて、いろいろ選択できればいいんだ。自分の暮らし方に合わせて」と。

高田　そういう、境界線のない状態がいいのかなという気がします。ボーダーラインではなく、ボーダーゾーン。白か黒かじゃないグレーゾーンというのがすごく大きくあればいい。なかなか線で引けないものが、人間の心のなかにはあるんだろうから。

吉井　住民1人ひとりが、自分が年を取ったときにどういう暮らし方をしたいのか、どういう最期を迎えたいのかをしっかりと考えることができて、そのなかでいろいろなところを選べるようにということですね。そういうサービスを地域のなかでつくっていきたい。

山崎　超長寿時代の地域づくりって、さまざまな要素が組み合わさってできあがるものなのでしょうね。高齢者本人がどう生きたいのかという想いに加えて、家族は高齢者本人とどう生きていきたいのか、地域住民は地域の高齢者たちとどう暮らしていきたいのか、そのうえで地域にどんな福祉サービスが必要になるのかを考える。そのとき、根底にあるのは「いずれ自分も高齢者になる」という事実であり、大切になるのは「そのとき自分はどんな地域で生きていきたいのか」という想像力なのだと感じました。今日はどうもありがとうございました。

〈2015年11月26日、新潟県長岡市・サポートセンター摂田屋にて収録〉

2　誰がまちをケアするのか

花戸貴司さん
東近江市永源寺診療所　所長／医師
×
北川憲司さん
滋賀地方自治研究センター　理事

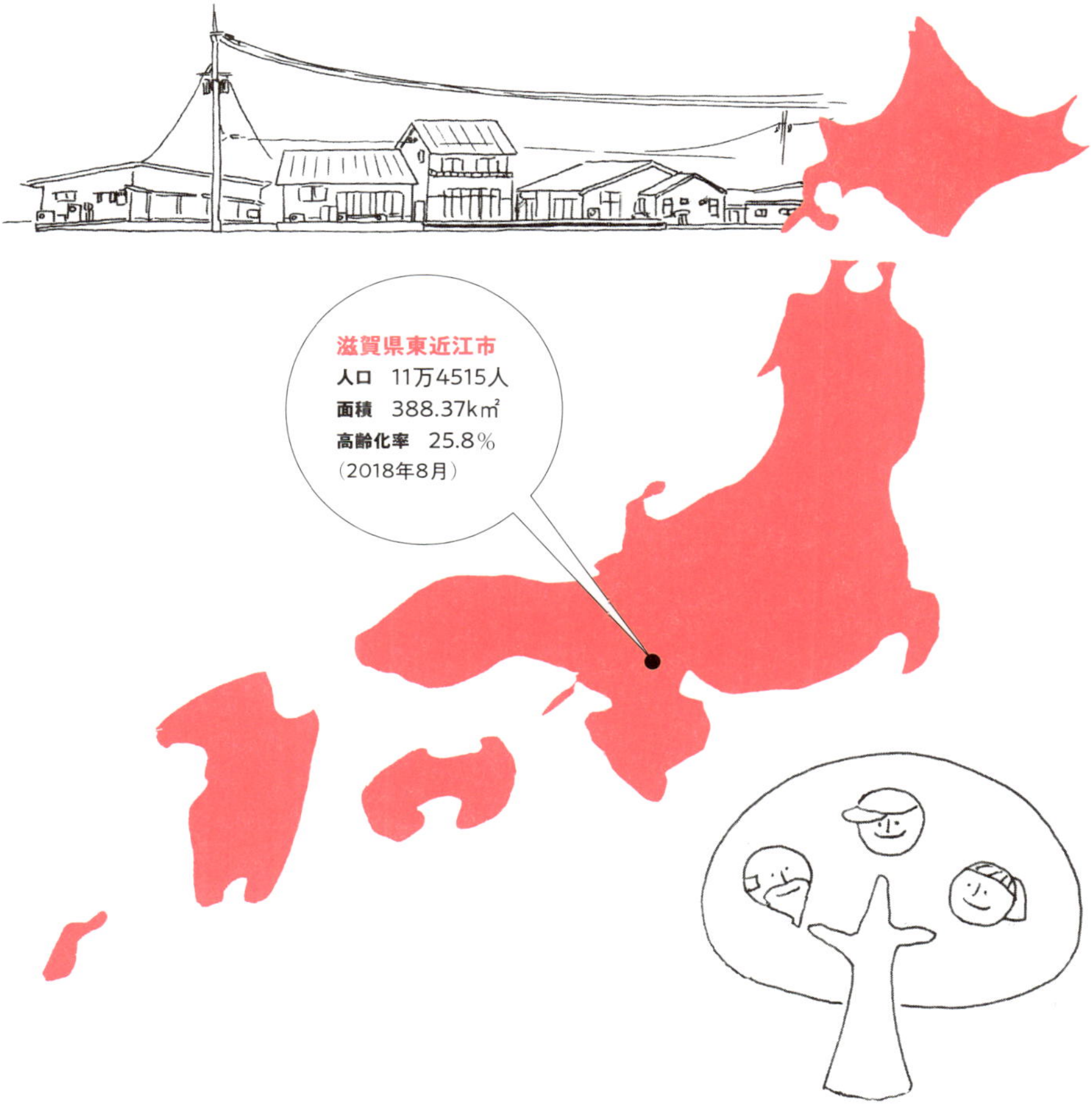
滋賀県東近江市
人口　11万4515人
面積　388.37k㎡
高齢化率　25.8％
（2018年8月）

まちにケアが包括されているから、地域をまるごとケアできる。

魅知普請の創寄りとチーム永源寺

地域包括ケアというキーワードが、「医療と介護の連携」の言い換えのように使われていた時期があった。しかし医療と介護だけで、地域の人々の暮らしを支えることができるだろうか。ましてや、人は多様で複合的な生活課題をもつものである。支援の対象で区切っても、法律や制度で区切っても、「包括」という言葉が当てはまるケアはできないだろうし、どんな制度をつくっても、隙間は必ず生まれるものである。ではその隙間を埋め、人をまるごと包むようなケアは、どのようにしたら実現できるのか？

滋賀県東近江市は、南東に鈴鹿山脈、北西に琵琶湖を望む自然豊かなまちだ。三重県と接する山間部、永源寺地区では、5割近くの住民が病院ではなく家で亡くなる。日本全国の在宅死の割合が15%に届かない現在、驚異的な数字である。それを可能にしているのは、東近江市永源寺診療所の花戸貴司医師がつくりあげた「チーム永源寺」の存在だ。メンバーは医療・介護・福祉の専門家だけでなく、家族や近所の人に加えて、商工会やお寺、警察、消防、ボランティア団体やまちづくり団体など、多

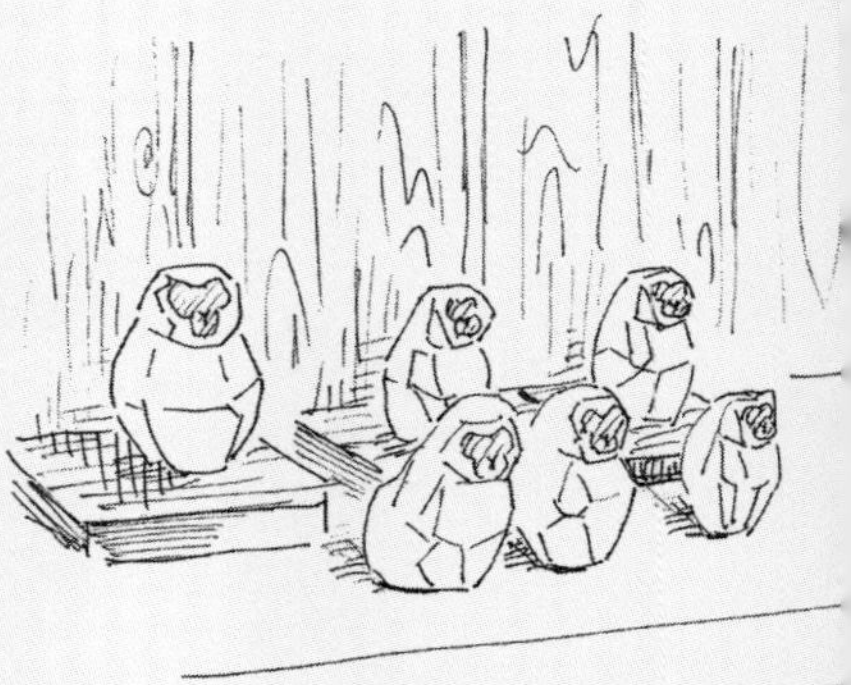

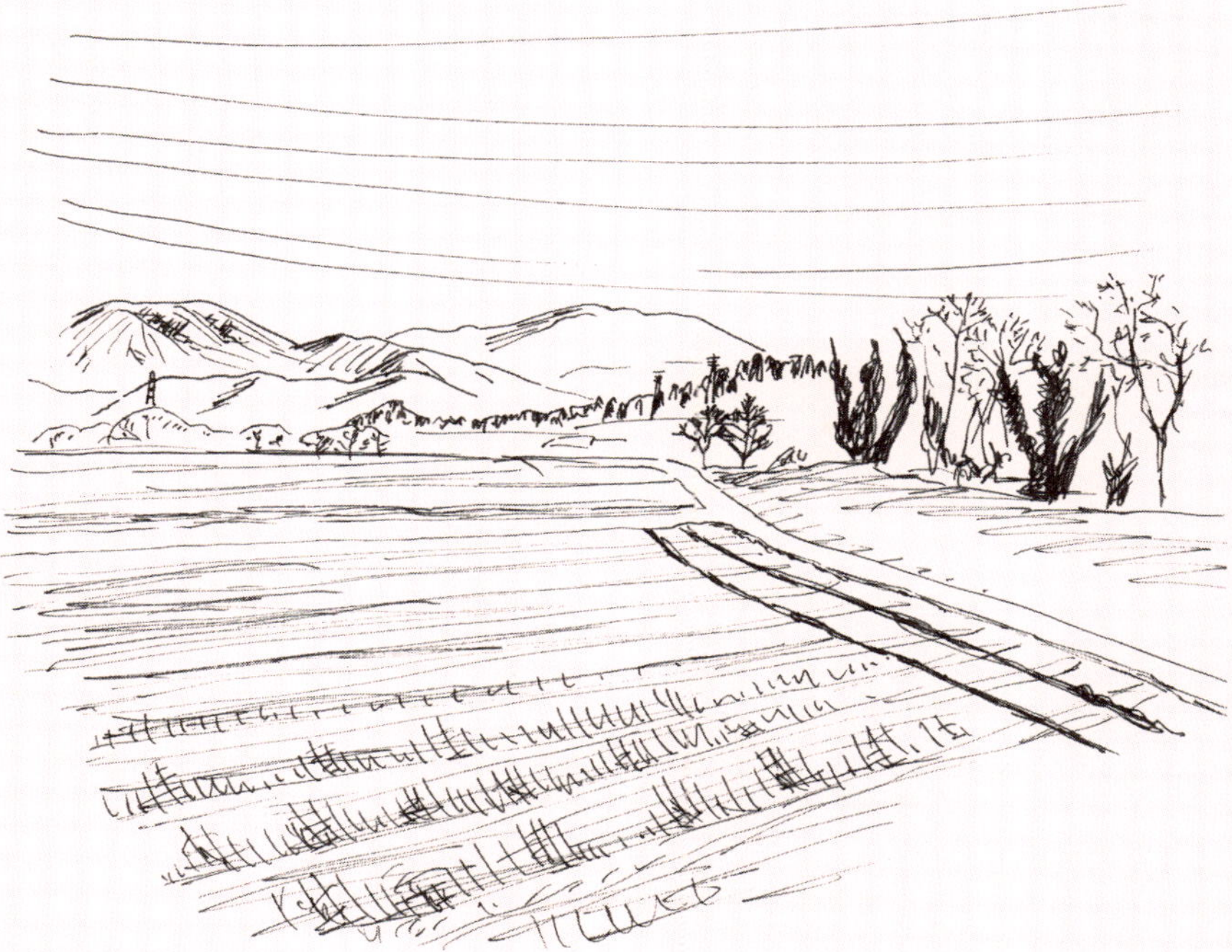

田園風景の広がる永源寺地区

様な人々で構成されている。

チーム永源寺の背景には、東近江市全域に広がる住民活動ネットワークがある。この地域では、仕事とボランティアの別なく、職種や分野を超えてさまざまな人がつながることで、地域が抱える課題を、地域にある資源を活かしながら解決するしくみが1980年代から構築されてきた。それらは行政や大規模な組織が中心となってつくったものではなく、自身の問題意識と興味の赴くままにそれぞれ活動していた住民同士が緩やかにつながって、自然にできていったものだった。彼らは自分たちを「魅《み》知《ち》普《ぶ》請《しん》の創《そ》寄《よ》り」と名づけ、それぞれの活動とキーパーソンを一望できる「東近江　魅知普請曼荼羅《まんだら》」という図をつくった。2018年時点でのべ196人51団体が名を連ねる小宇宙は、いまも膨張を続けている。

東近江市内で行なわれているフード・エネルギー・ケアの自給圏をめざす多様な主体を一覧できる。それぞれの団体名・ハブやキーパーソンの個人名・活動内容を掲載し、活動と人とつながりを見える化した。掲載ルールは3つあり、❶行政にぶらさがらないこと、❷プラス思考であること、❸手をつなぐおもしろさを知っていること。右上の「業」の文字に近いほど仕事としての取り組みになり、左下の「ボランタリー」に近づくほどボランティア活動の側面が強くなる。

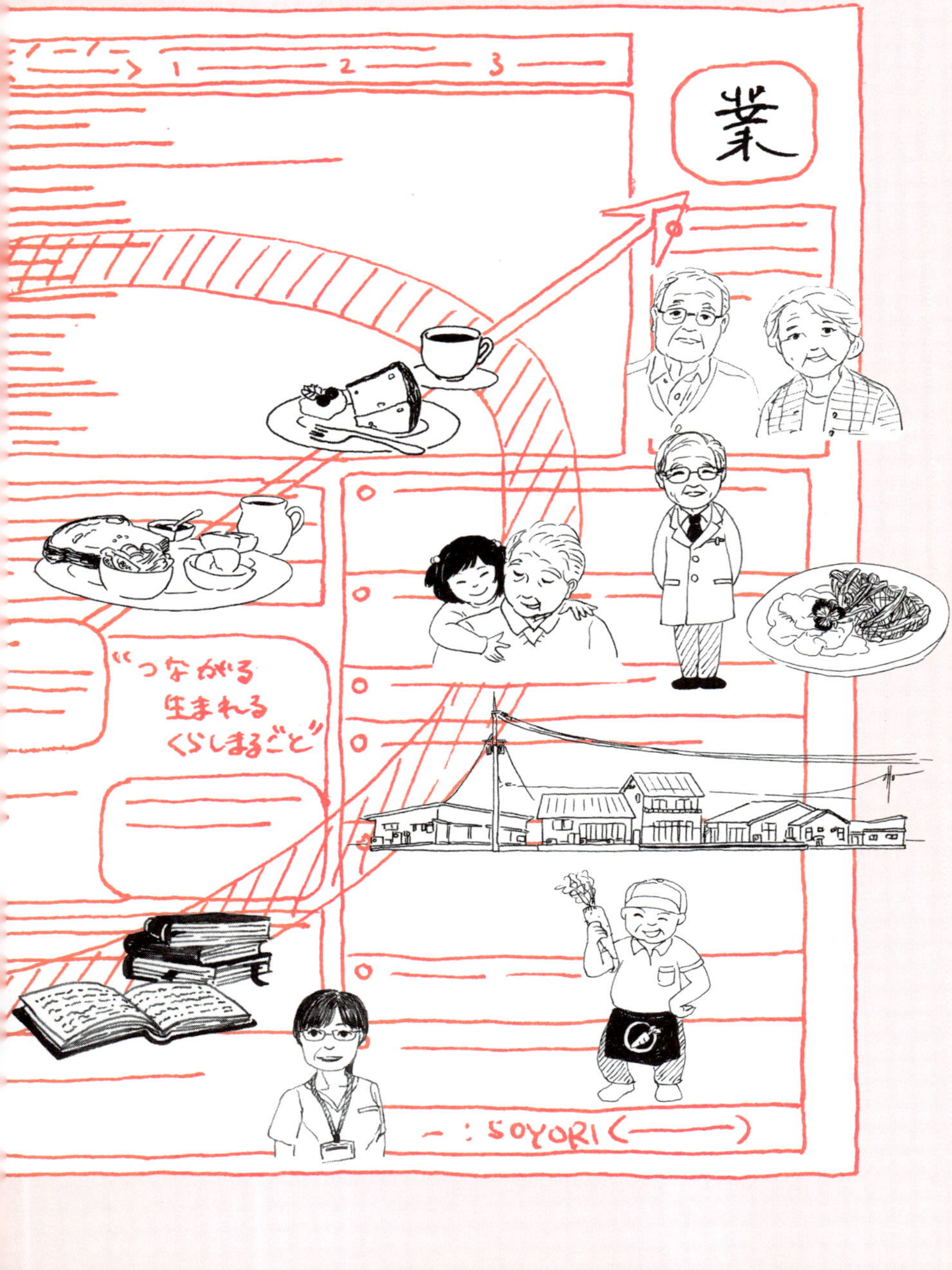

図｜東近江市の住民活動を可視化する「東近江 魅知普請 曼荼羅」

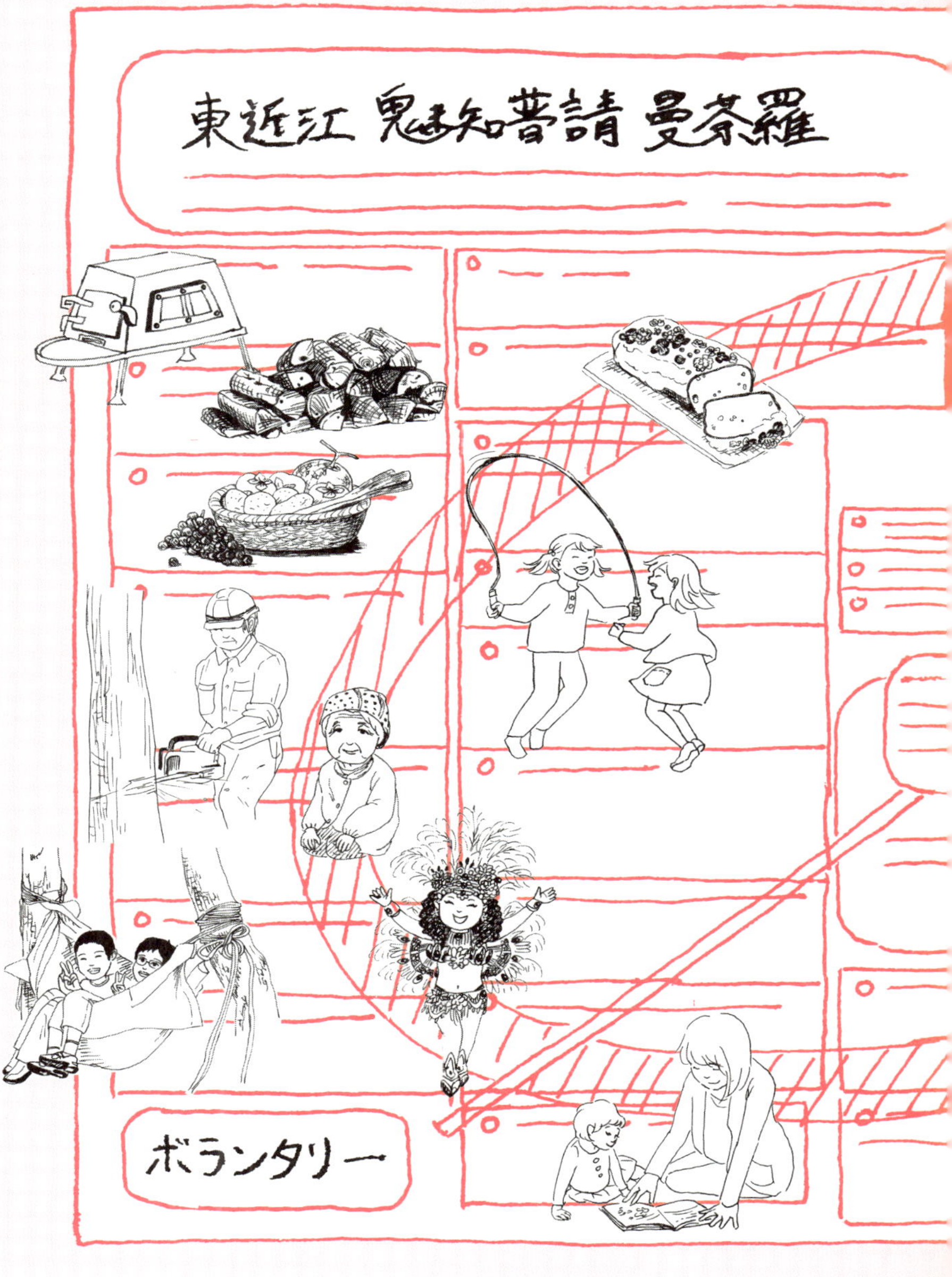

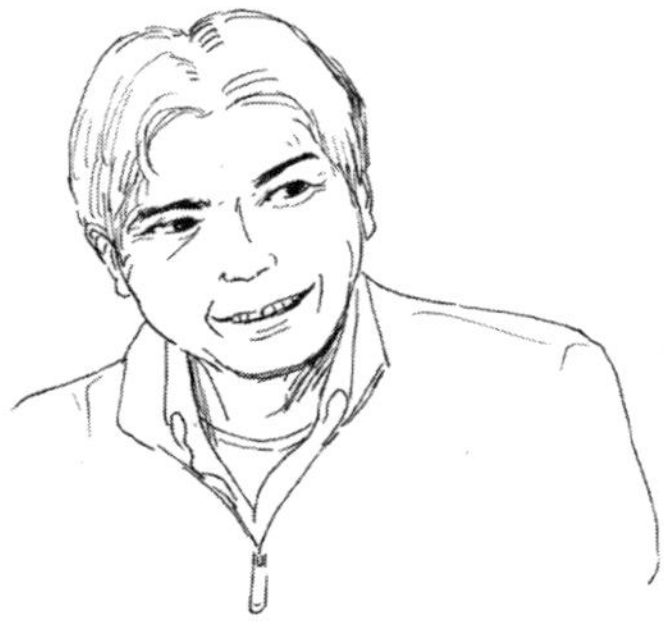

花戸貴司《はなと　たかし》

1970年、滋賀県生まれ。東近江市永源寺診療所所長。1995年自治医科大学卒業。大学病院や琵琶湖北部のへき地中核病院で経験を重ねたあと、2000年に永源寺診療所に所長として赴任。もともとは小児科医だが、地域の人と関わるうちに小児よりも高齢者をみることが増え、「入院せずに最期までずっとここにいたい」という希望に添ううちに在宅看取りも増加。いまでは、地域のおよそ半分の方が自宅で息を引き取る。共著に『ご飯が食べられなくなったらどうしますか？——永源寺の地域まるごとケア』（農文協、2015）など。

北川憲司《きたがわ　けんじ》

1948年、滋賀県生まれ。滋賀地方自治研究センター理事。1972年立命館大学卒業後、JA（全国農業協同組合）関連会社に就職。その後、滋賀県に入職し用地買収の仕事を行なう傍ら、環境保全、地域医療、福祉ビジネス、まちづくりなど多分野の活動に関わる。介護保険制度創設時に彦根保健所に異動、県内各自治体において介護保険関連体制構築の勝手連アドバイザーを務める。定年退職後も、県内各自治体の地域支援を行なう。現在興味があるのは、定年退職後の男性と子育て期の女性という人財を発掘し連携し、活動を支援すること。

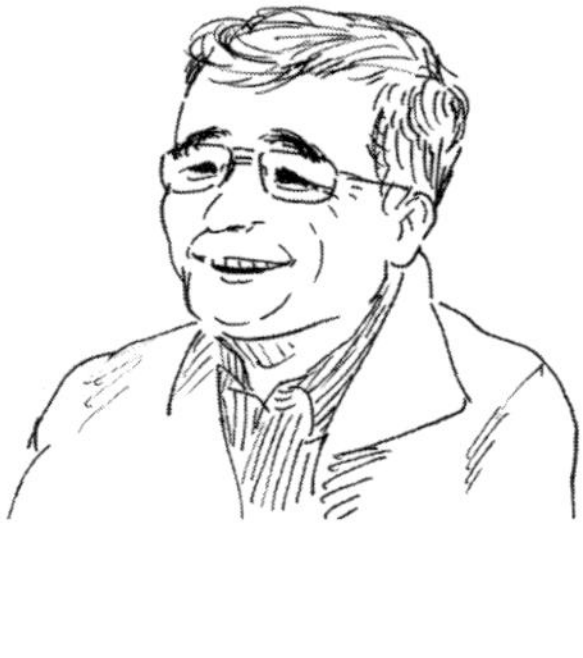

多種多様な人材がクロスする「東近江　魅知普請曼荼羅」

山崎　今日は、東近江市で多様な活動・人をつないできた北川憲司さんと、市内永源寺地区で医療を担う花戸貴司さんに来ていただきました。

東近江市では、さまざまな住民活動とビジネス、行政が一体となって、エコ・フード・ケアの自給圏をつくる取り組みを1980年代から続けられています。それらの活動をキーパーソンの名前入りで網羅した「東近江　魅知普請曼荼羅《みちぶしんまんだら》」という図がありますが、これはどうやってつくられたんですか？

北川　これは僕がどうこうしたものではないんです。曼荼羅をつくっているのは「魅知普請の創寄《そよ》り」という集まりで、発端は、2005年に、僕が生まれ育った旧八日市市と周辺6町が合併して東近江市ができたことでした。合併すると、行政も住民もいろいろなことを言うわけですよ。でも、「せっかく合併したんだから、プラスになることを考えたらいい」ということになりました。

当時、僕は県職員として東近江市に出向していたんです。それで、合併した市町に点在するいろんな分野のおもしろい人材を集めてみた。そうしたらいろいろな話が飛び交って、何かが発酵していく感覚があった。「これを1枚の絵に見える化しようじゃないか」となって、集まりに参加していた菜の花エコプロジェクト[1]の野村正次さんが図にまとめてくれたんです。最初は5つ、6つくらいしかなかった活動も次第に増え、いまは曼荼羅のかたちになりました。

山崎　その集まりが魅知普請の創寄りで、いまも続いているんですね。曼荼羅を見ると花戸さんのような医療者も集まりに入っていて、そこからあいとうふくしモール[2]など、いろいろな活動が生まれてきた。花戸さんは医師として東近江市に赴任されてきたわけですが、北川さんたちのこういった活動はどのように映りましたか。

花戸　どこの地域にもそれぞれ何らかの活動をしている人たちがいるものですが、他分野となるとわからないし、顔を合わせたことがない人というのも多い。そういう人同士をつなげていくことは意味あることだと思っています。

　ひとつ例を出すと、以前、若い人が風邪をひいて診療所に来たことがありました。「普段、何してるの?」と聞いたら、「何もしていない」と言う。どうやら一般企業の障害者枠で働いていて、ストレスを感じて会社を休みがちになっているそうで、その後もたびたび具合が悪いと言っては診療所を訪れていました。一見しただけだと単に「体調不良」で終わってしまう患者さんですが、僕は市内で就労支援活動をしている人と顔がつながっていたから、「本当のところはどうなの?」と聞くことができました。

　それでもう少し働きやすい職場に変えたらどうだろうという話になり、一般企業ではなく就労支援の作業所に通うようになった。そうしたら元気に仕事に行けるようになって、具合が悪いという訴えもなくなりました。人と人がつながることによって、その人を支援できる輪が広がることを示す好例だと思うんです。

山崎　つながりは人を元気にする力をもつ。しかし、そういったつながり自体は、医療者の力だけでつくることはできないものなんですね。

花戸　そうなのです。北川さんたちのような人たちが、うまくつなぎ合わせてくれています。

人と人をつなぐことで9割くらいはうまくいく

山崎　そんなつながりを生むきっかけをつくった北川さんって、どういうことをしてこられた人なのでしょうか。まずはそこから始めましょう。

北川　僕は、滋賀県の職員として勤務しながら、プライベートでいろんなことをやってきたんです。

▼1　**菜の花エコプロジェクト**　琵琶湖の水質汚染が発端となった、環境・エネルギー・食に関わる市民活動。1981年に、旧愛東町（現東近江市愛東地区）で市民が取り組んだ廃食油の回収とせっけんへのリサイクル運動が始まり。せっけんの利用率が低下すると、ドイツで行なわれていた化石代替燃料としての菜種油活用プログラムにヒントを得て、エネルギーの自立と農業と環境問題を組み合わせた活動へと発展。菜の花の栽培・菜種油の生産・廃食油の回収・バイオディーゼル燃料へのリサイクルという資源循環型プロジェクトに変容した。現在は観光産業や教育、障害福祉などの分野とも連携し、その取り組みはあいとうモデルとして全国に広がっている。

▼2　**あいとうふくしモール**　地域の医療・介護・福祉拠点であり、住民の憩いの場。魅知普請の創寄りに入っている活動のひとつ、「地域から医療福祉を考える懇話会」から生まれた。高齢になっても障害があっても暮らし続けられる地域づくりをめざし、訪問看護・訪問介護ステーション、居宅介護事業所、高齢者通所施設、就労継続支援事業所であるカフェレストランやベーカリーが軒を連ねる。燃料には、障害者や高齢者による里山保全活動でつくられた薪が用いられ、間伐材でつくられた木工アートや、菜の花エコプロジェクトからうまれた菜種油グッズも販売されている。

図書館づくり、環境にからむ里山保全[3]やグリーン・インベストメント[4]など、福祉とはまったく関係のない分野でずっと仕事をしてきました。県職員としては用地買収を中心に、国土交通省に近いような仕事を十数年ずっと。この用地買収の仕事って、基本的に「アウェイ」で勝負しなきゃいけない仕事なんですよ。

山崎　乗り込んでいかなきゃいけないわけですからね。

北川　そう。でも、その経験が人間関係や人を見る力みたいなものをつけてくれた。これがなかったらいまやっているようなことはできなかったと思います。

あと、大学時代の経験も大きいかもしれない。時代は東大闘争、京大闘争とかの真っただなかでまともな学生生活は送れなくて（笑）。僕は京都にある大学に通っていましたが、たくさんの大学の人を相手にさまざまな人間関係やせめぎあいを見切って、コミュニケーションしていましたから。そうした感覚もいまに活かされていると思うんです。平たく言えば、「人たらし」の能力。きれいな言い方をすると「人間力」みたいなものですね。

山崎　大学時代には土壌ができていた、と。卒業してすぐに公務員に？

北川　それがスッとは行かなかったんです。初めは民間にいました。JA（全国農業協同組合）関係の会社にいて、その後、公務員の道に進むことにしました。当時の僕は、公務員といえば腕に黒いアームカバーをはめてデスクワークしているイメージで、これからは静かにおとなしい生き方をしようと思いましてね。でも、30歳くらいのとき、友達から「ちょっと政策に関する文書をつくるのを手伝ってほしい」と言われたのが運の尽き。結局、学生時代みたいに走り回ることになってしまいました。

それで、昔とった杵柄でいろんなことをやり出したら、周囲は僕と同じような学生時代を送った同世代の人たちばっかりだとわかったんです。そういう人々と勉強会を、30〜40歳の10年間続けました。月1回ペースで、多様な分野の人に来てもらって10年で計120回。人材を発掘する力がついたし、いまでも何かあったときには電話1本でつながる人間関係のベースになっています。それと、「あいつならどう考えるか」と考える習慣もつきましたね。いま思うと、これでいろいろな分野をクロスして考える癖ができたんだと思う。里山保全、図書館づくり、医療と看取りと、いずれも頭のなかで同時にいくつもの引き出しを開けながら考えるようになれたと思います。

山崎 しかも、そこで具体的な人の顔まで浮かんでいる。これは大きいですよ。感覚的な回答で構わないのですが、あの人とあの人を結びつけたらおもしろくなると、まず「人」から思い浮かべているのですか。それとも、環境と医療と福祉と……のように「分野」を思い浮かべ、それから人を考えるのでしょうか。

北川 分野を思った瞬間、人が思い浮かぶから同時ですね。それでつながることで、「簡単にクリアできるじゃないか！」という体験は何度もしました。人と人を出会わせ、つなぐことで9割くらいのことはうまくいっていますよ。

山崎 おもしろいなあ。それらは県の仕事としてやっていたんですか。

▼3 **里山保全** 集落の周辺にあり、長年にわたり持続可能な農林業が行なわれてきた森「里山」を、適切な維持管理によって保全・再生する取り組み。

▼4 **グリーン・インベストメント** 企業などの団体が環境保全に対して投資すること。

北川　いや、1993年に発足した「滋賀地方自治研究センター」の理事として、ボランティア的にやったことが多いですね。県職員としては相変わらず用地買収の仕事です。でも、クロスして考えるのは一緒で、制度や法律を前提にしながら、頭のなかでは「これとこれを組み合わせたらうまく動く」と考えていましたね。たとえば「グリーン購入」といって、グリーン・インベストメントとISO14000[5]をリンクさせ、環境にいいビジネスモデルにシフトしていく企業を支援する事業を先取りしてやったこともあって。これはうまく回り、そのあと法律[6]にもなっていますよ。

地域包括ケアは高齢者だけのものではない

山崎　医療や介護・福祉の分野とはいつから関わり始めたのでしょうか。

北川　グリーン購入の仕事をしていたときの1999年頃、大森彌[7]先生らが有志でやっていた介護保険の勉強会に声をかけてもらったときくらいからです。

この勉強会では「どういうフレームで介護保険のしくみを考えているのか」「介護に加え、障害はどう考えるか」といった話も扱われていたんですね。それで「これからは市町村の時代。介護保険制度をうまく運用できるかどうかで市町村に差がつく」という話を耳にした。ただ、それを聞いたとき、多様な分野や組織が関係する制度だから、自治体はうまく動き出せないだろうと思いました。だから市民サイドから介護保険がうまくいくような状況を市町村ごとにつくり出そう、と。全国的にも、「介護の社会化を進める1万人市民委員会[8]」が市民活動として介護保険を後押ししていました。それで僕もその活動とリンクして、滋賀県内の市町村ごとに、「介護の社会化を進める1

万人市民委員会滋賀ネット」による連続講座を行なうことにしたんです。

そうしたら講座に出た人のなかから、「こんなもん、行政とか社会福祉協議会に言うてるよりも、自分でやったほうが早い」と思い立った人が滋賀県内にたくさん出てきた。それが広がり、2001年に「NPO法人街かどケア滋賀ネット」▼9に結集しました。

このときも、要は市民活動と介護保険を結びつけたんです。僕はもともと福祉の人間ではないし、医療の人間でもありません。だからそれらを特別なものとして扱うこともない。社会的ハンディキャップのある人を、どういうふうに支援するかというバリエーションのひとつにすぎないとして、何か他のジャンルのものとクロスさせようと考えた。それがよい方向に進んだのだと思います。

山崎 業界を超えて社会資源を見つけ、結びつけるのが北川さんにとっての普通ですからね。ちな

▼5 **ISO14000** ISO（国際標準化機構）が設定した国際的な品質管理基準で、生産体制や環境管理のシステム、保全体制など、とくに環境に配慮する取り組みを対象としている。

▼6 **国等による環境物品等の調達の推進等に関する法律（グリーン購入法）** 循環型社会の実現に向け、リサイクル品や環境負荷の小さい製品・サービスなどの「グリーン製品」の購入を促進する目的で、2000年に制定された。国等の公的機関が率先してグリーン製品を調達することを推進するとともに、地方公共団体、事業者および国民の責務などについても定めている。

▼7 **大森彌（おおもりわたる、1940～）** 東京大学名誉教授。「市町村は最初の政府」と唱えた行政学者。1994年度に厚生省（当時）の「高齢者介護・自立支援システム研究会」座長を務め、のちの介護保険制度の骨格をつくった。

▼8 **介護の社会化を進める1万人市民委員会** 介護保険法案成立をバックアップした市民活動団体。代表は「高齢社会をよくする女性の会」代表であり高齢者介護・自立支援システム研究会委員を務めた評論家の樋口恵子氏（東京家政大学名誉教授）と、ロッキード事件を担当した元検事で弁護士の堀田力氏（公益財団法人さわやか福祉財団会長）。

▼9 **NPO法人街かどケア滋賀ネット** 滋賀県内の介護保険法に基づく指定事業者などで構成された団体。「小規模・多機能ケア」と「くらし支え合い」に関する情報収集と提供、相談、研究、研修・勉強会等の実施、社会的な提言などを行なう。

みにそれも公務員としての仕事ではなかったんですか。

北川　仕事だったり、アフターファイブや有休のなかでやったりです。ただ、当時の県知事から「介護保険の担当になれ」と言われたとき、僕はそれを断っているんです。「県庁内でやっても動きません。そんなことしていたら時間がない。外へ出してください」と。そうしたら彦根保健所に異動させてくれた。それからは滋賀県内の50市町村を走り回って、介護保険についてレクチャーしたり、運用について相談にのったりと草の根的に関わっていきました。

介護保険とはそういうふうに関わってきたから、「地域包括ケアシステム」という言葉が出たとき、「これでは勘違いされ、高齢者だけ、介護保険だけと、閉じた考えをする自治体が出る」と思ったんです。案の定、そうなった。

本来、地域包括ケアシステムは、高齢者や介護保険だけではなく、本来は障害者も生活困窮者も、全部一体的に考えるもの。社会的ハンディキャップのある人をまるごと「地域」という概念のなかで支援する。それも一方的にサービスの受け手とするのではなく、相互に助け合う生活支援のしくみのことなんです。だから地域包括ケアシステムのなかで医療・介護関係者みたいな専門家にできることなんて「5％」です。残り95％は地域の責任。これを、花戸さんはよくご存知なわけです。

山崎　じゃあ、そろそろ花戸さんの話に移りましょう。

「病気だけを診るのではなくて、私の生活のすべてをみてください」

山崎　花戸さんはもともとどんな経験をされ、この永源寺診療所に来たのでしょう？

花戸　僕の生まれは滋賀県長浜市で、実家は医療とは全然関係ない和菓子屋です。僕が中学生のときに父親ががんで亡くなって、それが医療との最初の接点でした。

医学部に進もうと思ったのは、高校を卒業するくらいのときでしたね。和菓子屋の仕事が、少なからず医師の道を選んだことに影響していると思っています。子どもの頃から、お正月は鏡餅などのお餅を配達する手伝いをしていました。たいがいのお家は年末の大掃除を終え、神棚にお供えする準備を整えて迎えてくれます。僕が行くと、ある家ではおばあさんが1人で住んでいて、掃除もあまりしていない。どこか引っかかるような思いがしつつも、その人がどうやって生活していて、誰が支えているのかまではわかりませんでした。地域にはいろいろな家庭が存在していて、この方はお餅をお正月に買うことを楽しみにしているのだろうと思うだけでした。

医学部に進むことを考えたときに思い出したのが、このおばあさんのことだったんです。大きな病院で偉い医者になるのもいいけど、地域であいう人を支えられたらいいな、と。ただ、いざ進学すると、手術のできる外科の先生や知識の豊富な内科の先生、そういう人のほうが偉いという教育を6年間受ける。だから医者となったからには、大きな病院で偉い医者になるほうがいいという考えが芽生えていました。ちょうどそのころに、へき地の診療所に赴任する話があり、2000年に永源寺診療所に移ってきました。介護保険制度が始まった年のことでしたね。

山崎　永源寺への赴任は、花戸さん自身が希望したのですか。あるいは、医局などのシステムで「永源寺に行きなさい」となったものなのでしょうか。

花戸　僕の出身の自治医科大学は、卒業後、出身県のへき地で数年間勤務することが決められています。だから僕も滋賀県内のどこかに行かねばならなくて、そのとき、空きの出ていた永源寺診療所に希望を出しました。

じつは、滋賀医科大学での研究活動も続けていたので、そこに通いやすいからという理由もあったんです。そのときは、ゆくゆく大学に戻ろうとも考えていましたし。そういう思いもあったからか、当時、「この田舎で困っている人たちに、最高の医療を届けることが僕の仕事だ」と意気込んでいましたね。

でも、地域の人は高度な医療を求めているわけではなく、「膝が悪い」「腰が痛い」と診療所を訪れるわけです。彼らはそうは言いながらも農作業をしたりして、畑でとれた野菜を僕に届けてくれたりする。そういう人たちとお話ししているうちに、「病気だけを診るのではなくて、私の生活のすべてをみてください」と言われているように感じました。

また、診療所に来られない人のところへ訪問するようになると、高校生のころにお餅を配達していたようなひとり暮らしの方や老夫婦に出会って、「こういう人が世の中にはたくさんいるんだ」ということを再認識させられた。そうやって地域の人々と接するなかで、生活を支えていくには一体何が必要だろうと真剣に考えるようになっていったと思います。

山崎　「診療所から出て、患者さんのもとへ行こう」と思ったら、たとえば外来の時間を短くし、午後を訪問に充てることになって、それはそれで大変そうですよね。診療所に訪れる患者さんを診るだけという選択肢だってあったはずです。それでもなお、花戸さんが地域へ出て行こうと思われたのはなぜですか。

花戸　うーん。やはり当初は、「この診療所に来たからにはすべて俺に任せろ」みたいなところがあって、診療所に来られない人にも最高の医療を届けよう、と。まあ、若気の至りというか……。

山崎　そりゃあ、理想はもちますよねえ。でもその理想の中身は、永源寺での生活のなかで次第に変わっていった。

花戸　ひとつ決定的な、ガーンと頭を殴られるような出来事があったんです。

僕が初めてお家で看取った人は、脊髄小脳変性症といって、だんだん動けなくなってくる神経性難病の60代のおじいさんでした。10年以上、在宅で療養されていて、次第にごはんが食べられなくなってきた。僕は点滴、検査と、いろいろやろうと思っていました。でも、ある日、奥さんが「先生、もうあかんな……」と言われたんです。僕は「一生懸命やってるのに何があかんのや？」と思いつつ後ろを振り返ると、奥さんやご家族、近所の人が集まっていて、「ああ、もうあかんな」って言いながら、その患者さんをみておられたんです。そこでは僕だけが場違いな感じでした。

山崎　医師である花戸さん1人だけ、やろうとしていることの方向性が違った？

花戸　そうです。奥さんやご家族は、平均寿命よりは短いけれど、十分ここで生活をし、人生をまっとうしようとしている患者さんの姿をみていた。でも僕は患者さんをみず、病気ばかりを診ていた……。そうした体験があって、自分がやろうとしていたことは、根本的に間違っているんじゃないのかと気づきました。いや、正しくは、住民の方々に教えてもらったんです。

医療は、その人の生活や役割の邪魔をしてはいけない

山崎　それから医療を提供する立場としての考え方も変わりましたか？

花戸　ええ。高度な医療を届けることも大切だけれど、「あれはダメ」「これはダメ」と管理的な視

点に立って、地域の人の生活の邪魔をしてはいけないと思うようになりました。その人の人生の時間的な軸や、地域との関係性をみることが大切なのではないか。そのためには、ご家族やご近所さんをみたうえで、その人をみなければいけないのではないか、と。

とくに、医療者側がただ一方的に手を差しのべるのでは、相手はただの「支援される人」になってしまう。でも、障害があろうと高齢であろうと、地域での暮らしのなかでは、人は何らかの役割を必ずもっているものです。仕事をして稼ぐことができたり、農作業であったり、家庭内や地域の行事で役割をもっている。そういう人たちを、医療が一面的に「支援されるべき人」ととらえ、わざわざ地域から排除し、どこかの施設に入れるとか、地域での役割を奪ってしまうのは違うのではないか。それでは、地域の活力がどんどん削られてしまうと考えるようになりました。

永源寺で16年やってきて何となくわかってきたのは、生まれ育った場所で役割をもって活躍することを支援するためには、医療は必要最低限であればいいし、そんなに前にしゃしゃり出て行って指揮するようなものでもないんだろうなということでしょうね。

北川　地域の人がもっている役割を損なわない、さりげない支援が、この永源寺診療所で行なわれていますよね。

山崎　なるほど。大事にしているのは、地域での役割、ですか。

花戸　ひとつエピソードがあって、永源寺診療所が初めての実習先だという医学生さんが来たときのことです。診療所に来るなり、「僕、患者さんの血圧も測ったことないです」って言うんです。「まあ、やってごらん」と、訪問診療に連れていくことにしました。

訪問したのは、85歳になる孝太郎さん。末期の肺がんで、結果的に亡くなられる約2週間前頃のときでした。孝太郎さんは酸素を吸いながらベッドで横になっておられる。学生さんは額に汗をかきながら一生懸命血圧を測った。測り終わったとき、孝太郎さんが学生さんにひと言、「先生、がんばりぃや」と言ったんです。

山崎 亡くなられる直前の時期でも、つい「がんばれよ」って言いたくなっちゃう姿だったのですね（笑）。

花戸 病院だったら、学生さんであっても白衣を着ていたら「先生」だし、パジャマを着ている人は皆、「患者さん」です。でも家にいれば、孝太郎さんがその家のご主人です。そのご主人のために汗を流して一生懸命がんばっている若い者に向かって、「ありがとう。がんばれよ」と言うのは、家であればごく当然なことなのだとも教えられました。

病院と在宅の違いは何だろうと考えますが、家にいれば誰しも役割があるということなのかもしれませんね。孝太郎さんはがん末期だけど、「その家の主人」という役割をちゃんと果たしている。その役割を大切にするには、われわれは孝太郎さんを中心に物事を考えなければいけないのでしょう。

医療・介護・福祉ができることは限られている

山崎 花戸さんの言う「われわれ」は、必ずしも「医療者」だけを指しているわけではないのですよね。

花戸 病院にいると、患者さんは検査や手術や治療のたびに、あっちこっち動かされるシステムです。一方、地域ではそうではありません。自分で動けるうちは自ら診療所や薬局へ行ったり、買い物に行ったりする。それで動けなくなってきたら、医療者が出向いて医療を届け、誰かが買い物にも一緒に行き、必要に応じて介護サービスが加わって、いろいろな人が日常生活を支える。それをスムーズな流れになるようにしくみをつくるのが、本来の地域包括ケアの考え方のはずですが、これは医療や介護の視点で考えるだけでは十分ではありません。そこで、そういう支援を要する人たちのまわりに誰がいるだろうかと考えて、その人たちを「チーム永源寺」と呼ぶことにしました。

チームには医療や介護などの専門職も含まれますが、それ以外にも、たとえば商工会さんが入っている。介護保険でも高齢者の生活支援はあるんですけど、商工会さんは移動販売で買い物支援をしています。ほしい物が届くということ以前に、自分で何を買おうか考え、商工会の人とお話ししてコミュニケーションをとって買い物をする。それが地域の活性化やその人自身の生きる力にもつながっていくんです。さらに、行政や地域おこし協力隊の人たちも協力してくれていて、おまわりさんもチームに加わっています。

山崎 おまわりさんですか。これはなかなかおもしろい。

花戸 おまわりさんも重要なんです。地域には認知症の人がいて、よく「散歩」をされます。徘徊ではなくて、散歩をされるのですね。孝男さんという75歳のおっちゃんがいるんですが、彼は散歩がてら「交通整理」をよくしているんです。これがデタラメで(笑)。でも近所の人は知っているから、孝男さんが「こっちこっち」と言っても、「ありがとう」と声をかけ、そのまま通り過ぎていっています。でも年に1~2回、国道まで出て「交通整理」してしまうので、トラックの運転手さんとトラブルになることもあって。

山崎 地域の人ではない運転手だったら、孝男さんの事情を知らないですからね。

花戸　通常、そういう場合は警察へ通報されてしまうことが多く、そうなると警察も孝男さんを保護するしかない。しかし年に1～2回あるかないかのことで、そういった人を地域から排除してしまうのはおかしいじゃないですか。ケアマネジャーも主治医もついているわけだから、大きな問題でなければ地域で対処できるんです。だから、おまわりさんにもチームに入ってもらい、何かあったら保護をするのではなく、まずは私たちに連絡してもらうようにしているんです。

山崎　お寺もチームに加わっていますね。

花戸　患者さんが亡くなってからだけでなく、亡くなる前にもお寺さんに関わってもらったほうが、その方の心の支えになりますし、家族にとってのグリーフケアにもなると思うのです。だから「亡くなったから医療は終わり。あとはお寺さんにお任せ」という関係ではなく、生きているうちから人生の最終章を充実させるためにつながっておこう、と。

それから福祉作業所や、地域生活支援センターなどの障害者支援もチームの一員です。「働き・暮らし応援センター」は就労支援を担います。地域の福祉推進員さんは見守り活動やサロン活動を、ほかにも民生委員さんや児童委員さん、福祉の会や家族の会などの住民団体さんがいます。それから介護保険や医療保険の制度の隙間を埋めるような活動を行なっている「生活支援サポーター絆」というボランティア団体。ひとり暮らしのおじいちゃんおばあちゃんの話し相手になったり、一緒に買い物に連れて行ったりしますし、家の蛍光灯を換えるなどのお手伝いもしています。こういうボランティアグループの人たちも地域にいて、その人たちとつながることで、何かちょっとおかしいなと思ったときには、医療・介護のチームにすぐに連絡をもらって、われわれが動くことができているんです。

地域の人たちそれぞれが、お互いさまで支え合う。そういう地域ができれば、制度がどうなろうとも、隙間があろうとも、安心して生活ができることにつながっていくと思うのです。

山崎 チーム永源寺は、「東近江 魅《み》知《ち》普《ぶ》請《しん》曼《まん》荼《だ》羅《ら》」と同じように、個々の活動をする人の具体的な名前と結びついているわけですね。

花戸 具体的な名前が入るし、もちろん顔もわかりますよ。制度から考えるのではなく、広い視野で、地域にあるたくさんの資源を拾いあげていくことが大事なのでしょう。

厚生労働省は地域包括ケアシステムで介護保険と医療・福祉の連携を推進していますけれど、人の生活を支えるうえでは、それらってごくごく限られたものなんですよね。介護保険や医療保険といったフォーマルなものだけでなく、インフォーマルなつながりや、お金のかからない「お互いさん」で済ませられるような地域のつながりというものが、じつは地域の人たちを支えるすごい力になっていることは、私たちも日々の生活のなかで気がついたことです。

ただ、田舎での活動は楽な面もあるんですよ。地域がそのままコミュニティともいえて、僕はその地域に入って行けば、自然とコミュニティのなかに入ることができるので深く考えなくていいのです。その点、都会はきっと違うと思います。同じマンションなら同じコミュニティかというと、そうでもない。ですから都会では、あえてコミュニティをつくる活動、都会に「小さな田舎」をつくっていくようなしかけが必要なのだろうと思います。

たとえば、訪問看護師の秋山正子さんが東京都新宿区でやっている「暮らしの保健室」[10]は、その好例ですよね。団地のなかに人が集える場所をつくる。つまり意識的にコミュニティを設けるとともに、介護や医療とつなぐハブを担っています。こうしたことを、医療者だけでなく、建築など他分野の人とともにデザインしていけば、いろいろなつながりが生まれてくるのではないでしょうか。

プロは差し控えることを知っている

山崎　先ほど花戸さんは、医療者側がただ一方的に手を差し伸べるのでは、相手をただの「支援される人」にしてしまうという指摘をされていました。僕はこれを、患者さん自身に力を出してもらうことを優先すべきであり、医療職はそのように関わっていくことが大事であるという意味でのご発言なのかなと理解しましたが、どうですか。

花戸　そうですね。痛みや症状が増すからといって、生活上の制限を強化するのではなく、これまでの生活を続けられるようにすることが大事だと思っています。医学的に痛みはとってあげながらも、この人にとって生活するうえで大切なものは何かを考えるということです。

たとえばおばあちゃんの患者さんであれば、その方にとって大事なことは孫の子守りかもしれないし、農作業かもしれない。または、家の留守を預かることかもしれません。そういうふうに人それぞれに役割があるはずなので、病気やその症状のみに注目するのではなく、その人全体、その人

▼10　**秋山正子さんの「暮らしの保健室」**　東京都新宿区戸山で、高齢化が進む巨大な団地の一画に、2011年に開設された予約不要の相談支援の場。地元の人を対象に、医療・介護・福祉や暮らしのちょっとした困りごとなどに対して、看護師や栄養士などの専門職やボランティアスタッフが無償で相談にのる。体操教室や認知症講座、高齢者のためのパソコン教室なども行ない、地域の高齢者の居場所にもなっている。かつての利用者がボランティアスタッフになることもめずらしくない。

の後ろに広がる家庭や地域での役割までちゃんと頭のなかに入れて、その人と対話をしながら関わっていく。それがこの地域の医師である僕に求められることだと考えているわけです。

山崎　下世話な話ですけど、そうすると医師としてはお金儲けをしにくい感じがしますが、いかがですか？「痛みをとるくらい」ということは、最低限しかやらないことになるわけですから。本当なら医療をどんどん提供していったほうが儲かりそうなものです。

花戸　そう、儲からないんです（笑）。

山崎　変な質問をしてすみません。でもこれ、僕自身の問題意識とも共通していて……。というのも、お話を聞いていて、じつは建築の世界とも関連すると思っていたんです。

建築の世界にも最先端の建て方や建築家個人の表現手法といったものがあるんですね。時にそうしたものに偏って、建築物が建てられる地域そのものをきちんと見ないままに、「われわれの作品としてはこれがいちばんだ」「建築業界では評価される」といって建築物を設計してしまうことがあります。不思議なもので、そういった建築物は総工費が高くつき、総工費の高い建築物は設計料が高くなる。つまり、建築家にとって儲かる仕事になるわけです。しかし悲しいことに、建築業界からみて立派な建物であっても、その地域にとっては全然いいものになっていないということがある。むしろそういう話って建築の世界ではよく聞くものなんです。

かくいう僕も、最初はそういう建築家をめざしちゃったんです。大学で建築を学んで、「かっこいい建物を建てよう」「僕の作品をつくろう」と意気込んでいましたから。でも、いつからか「それって何か違うよな」と感じて、10年前に「もうやめた」と、建築家として全然儲からないいまの仕事にシフトしました。

何が言いたいかというと、いくら熱心に「建ててくれ」と言われても、その人の生活や地域の環境をみて必要性を感じないのであれば、「建てないほうがいいですよ」と言わなきゃいけないときがプロフェッショナルの建築家にはあるだろうってことです。「でっかいのを建ててくれ」と言われても、「いやいや、ここは小さいものを建て、屋外でいろいろできるようにしたほうが、地域での生活が楽しくなるじゃないですか」と言わなきゃいけない。ただ、これをやると儲からないわけですが（笑）。

プロにできることというのはそれなりにあるはずだけれど、それを全部出すばかりではダメで、相手のためにならないときには出すことを差し控えなきゃいけないんじゃないか。それこそがプロフェッショナルとしてのあり方だと思うんです。つまり、「差し控える」ところを見極めるのも、プロとして大事な力なのではないでしょうか。

花戸　同感です。差し控える判断もまた大事なことだと思います。

「最期まで家で」を実現するのは、本人の意思

花戸　しかし一方で、医療は目の前の人の生き死にを決めるわけですから、こちらが決められない部分があるのも事実なんです。こちらが「控えておいたほうがいい」と思っても、本人から「やってくれ」と望まれれば、とことんやらなければいけないことがある。逆に「何もしないでくれ」と言われていても、救急車で病院搬送されてしまえば、病院は「やらざるを得ない」状況に立たされてしまう。

山崎　なるほど。医療ならではの悩ましい部分もあるわけですね。

花戸　そうなのです。ただ、医療もまた一面的なものです。病に対して薬で治療するなどの対応はできますが、とくに老いてごはんが食べられない、死を迎えようとしている段階においては、あきらかに何もできないというケースが多い。

山崎　そういう場合、差し控えるかどうかの決定は、何が拠りどころになるのでしょう。

花戸　やはり本人の希望が優先されなければいけないと思っています。でも、本人が寝たきりの状態になってから「どうする？」と聞いても、そのときにはもうしゃべれなくなっていることが多い。だから、元気なうちから「もし、ごはんが食べられんようになったらどうする？」と聞いておく必要がある。僕も普段の外来で、「去年まで畑へも行けたけど、今年は行けなくなったわ」「最近、足腰弱くなって外にも出られなくなって、ごはんを食べる量も少なくなってきたわ」という話が出たときには、必ず聞くようにしています。元気なうちから、その人の人生に寄り添うようなかたちで尋ねることが大切なのだろうと感じていますね。

そうやって関わっていくと、患者さんの生活を時間軸でとらえられるようにもなるので、「いま、人生のなかで老いを迎えて弱ってきている時期なのかな」と判別できるという点でもよさがあると思うんです。そうなれば、家族も心の準備ができますし、平行して必要なサポートを考えていくことだってできる。

山崎　患者側にとっても、生活の変化や、そのときどきの思いまで医師が共有してくれるというのは心強いですしね。

花戸　それは僕が最も大切にしているところです。というのも、病院だと多くの人を診ていかなければならないので、医師はがんの人に手術をし、次のがんの人がやってきたらまたその人の手術をする……というような「点」で関わることが多くなりがちです。だけど、僕らは目の前の病気・症状だけを診るのではなく、その人とともに生活をしていくなかで、希望される医療や療養を、その人と話し合いながら決めていきたいと思っています。最期はどこで人生を過ごしたいのか。それは家か、病院か、施設なのか。こうやって丁寧に尋ねていくと、やっぱり皆さん、「家がいい」「生まれ育ったところでずっと生活したい」とおっしゃいます。

山崎　しかし、現代はご家族やご近所といったつながりのある人ばかりではありません。ひとりで死んでいく人が田舎にも都会にもいて、これからはそれがもっと増えていくといわれています。そういう、あまり環境が整っているとはいえない状態のなかで「ここで死にたい」と思っていても、それを支えていくのは難しいんじゃないでしょうか。

花戸　まず、法律的には本人の意思は文書で残すのがいちばんなのでしょう。しかし、終末期にどんな医療を受けたいかという「事前指示書」を書いている人は、高齢者全体の6％という調査[11]があります。ここには「死」をタブー視し、なかなか自分から「こうしたい」と語り出せない、日本人の意識が影響しているのかもしれない。または、家族への遠慮や、どうせ書いたところで紙切れにすぎないといった思いがあるのかもしれません。でもこうしたことが行なわれず、専門職との関わ

▼11　**人生の最終段階における医療に関する意識調査**　厚生労働省が1992年から5年おき5回にわたって実施している全国調査。一般国民および医療・介護従事者の終末期医療に対する意識やその変化を、郵送によるアンケートで調べている。事前指示書の実施状況について、収録時最新の結果は2013年のもの。

りが深くない状況で、患者さんの具合が悪くなってしまった場合、誰が判断することになるか。それは、誰にもできなくなってしまうんです。

僕がやっていることは、元気なうちから聞いて書きとめておく、電子カルテに打ち込んでおくということだけです。「どこで暮らしたいですか」「あなたの人生の最終章では、どんな医療・介護を受けたいですか」と常日頃から尋ねておく。もしその人が書面として残すことに抵抗があれば、僕が書きとめておくんです。そうすることで、永源寺地域ではそれなりに高い在宅看取りの割合を保つことができています。最近では「アドバンス・ケア・プランニング▼12」という言葉が知られるようになり、医療の専門職がその人の人生の最終章の意思決定に関して、本人から聞き出し、書き記すということは広く実行されてきていますよね。

もちろん、それを支えるためには、医療だけでは何もできません。だから、この地域においてもチーム永源寺などの存在が重要というわけです。ご家族や医療と介護の専門職、さらにはご近所さんやボランティアの方などのインフォーマルなつながりはいずれも欠かせないものばかりです。

山崎　医療を「点」から、その人に寄り添う「線」にしていく。さらに、その人の生きている環境のなかの人、つながりのなかの人という意味で「面」としてとらえて支えていくという感じなのだと理解しました。

「そんな人いたっけ？」と言われるリーダーが理想

北川　話を聞きながら考えていたんだけれど、結局のところ、医師でも建築家でも、専門家が自分の存在感を示すことってそんなに大事なことではないのでしょうね。むしろ「そんな人いた?」と言われるようなかたちで地域が回っていくように仕向けることが理想的。「俺が専門家だ!」と人や状況をコントロールするのではなく、人や状況は自然のごとく、さりげない流れをつくっていくようなな。たとえばお年寄りだったら、やっぱり働きたいし、役割もほしい。人間って最期までその人が生きた証みたいなものがほしいという気持ちが、無意識のうちにあると思いますから。だから、それをさりげなく支援し、人生の完成期に向かってもらう。そういう周囲の支援を自然と湧かせるのが、本当のプロなのかなと思うんです。

山崎 老子の世界観ですね。老子はリーダーについても説いていて、悪いリーダーは人民から「嫌だ」といわれ、皆に批判されるリーダーとしています。一方でよいリーダーは、人民から尊敬されているリーダー。そして、最上級のリーダーは、人々に存在しか知られておらず、その人がやったことを気づかせなかった人だ、と。[13] 今の話はまさにそういう感じですよね。

北川 おお、わかるなあ。リーダーは表に立つことなく、皆は「そんな人、いたっけ?」って感じで、むしろ「自分たちこそが力を尽くしたからだ」と思い込んでいる。それが理想的なかたちだと思うんです。

▼12 **アドバンス・ケア・プランニング**（Advanced Care Planning） 意思決定支援とも呼ばれる。終末期医療に関して、事前指示書（アドバンス・ディレクティブ）を作成することを目的にするのではなく、患者本人や家族が人生の最終段階においてどう生きたいかの意思決定をしていくプロセス全体への支援を指す。

▼13 **老子道徳経 第17章** 太上は下これ有るを知る。其の次は親しみて之を誉む。其の次は之を怖る。其の次は之を侮る。信足らざれば不信有り。悠として其れ言を貴ぶ。功成り事遂げて、百姓皆「我自ら然り」と謂う。

山崎　おもしろいですね。「東近江　魅知普請曼荼羅」でいろんな人をつなげていくことに関わった当の本人は、「そんな人いた？」と言われたいと思っているなんて。

北川　私の場合、自分でもそんなことをしたっけと忘れてしまうけれど（笑）。

花戸　本人は意識されてないかもしれないけれど、北川さんが「飲み会やるぞ！」と言うと、皆ワーッと集まるんですよ。そこに行くといろいろな人とつながることができて、つながってみると自分の目では見えないことが見え、他の人には違った視点があるとわかる。それで視野が広がるし、こちらの支援にもバリエーションが生まれるんです。

医師は目の前の「患者」に対し、薬を処方するしかできないかもしれない。でも介護関係の人とつながると介護サービスという支えるための選択肢がひとつ増えるし、どこかの企業の社長とつながると「患者」が「労働者」に変わっていくことだってある。それで介護を受けつつ、いきいきと労働することで、その患者が健康的に暮らしていくとなれば、医師である僕も目的を達成できることになりますよね。

そうやってチャンネルをいくつかもって、チューニングによって合わせる先がたくさんあるって大事だと思うんです。医療は「音」の上げ下げをするだけじゃなく、いろいろな分野と調和し、患者さん本人にとっていいハーモニーを奏でられれば、それで結果オーライなんじゃないでしょうか。

山崎　その点、英国のＧＰ[14]の「社会的処方[15]」のようなものがきちんと医師の仕事として認められるといいのですけれどね。薬の処方ではなく、「あの団体の活動に参加したらどう？」といった助言が処方箋と同等の意味をなし、薬を使わなかったこと自体が加算の条件となるような。

花戸　そうですね。そういうことができるようになるには、地域のリソースをちゃんと知っておかないといけませんし、それは医療だけではわからないから、医師もいろんな人とつながっていかざるを得ない。

山崎　そう、地域のリソースを勉強するようになるでしょうね。それで、薬よりそっちを処方したほうが、医師にとってもメリットがあるようになれば、ますますその動きは加速していくはずです。

あるいは、もしかしたら地域包括ケアのしくみのなかでそういう取り組みができたら、それをポイントとして計上できる制度になったらいいのかもしれない。医師に限らず誰でも社会的処方ができるような制度になれば、地域包括ケアの考えにもなじむように思います。

北川　そもそも地域包括ケアとともに生まれた生活支援コーディネーター[16]には、そういう「地域のコンシェルジュ」といった役割を担ってほしいという意図があったんですよね。自治体がそう理解しているかどうかは課題ですけど。

山崎　そうか。じゃあ、生活支援コーディネーターならば、自分の地域の曼荼羅を自分で描けなきゃいけないってことになりますね。

北川　そう、そうなんです。でもこれが難しい。「曼荼羅をつくれ」といっても、できない人は多

▼14　**General Practitioner：GP**　日本でいう「家庭医」に相当する医師。主に地域の診療所で診療を行ない、「かかりつけ医」として地域住民の健康問題に対応する。専門医療へつなげる役割も担う。

▼15　**社会的処方**　経済状況や生活環境、人とのつながりなどが健康に影響するという「健康の社会的決定要因」の研究に基づき、患者の非医療的ニーズを満たす地域資源の紹介など「社会とのつながり」を処方する。

▼16　**生活支援コーディネーター**　地域包括ケアシステム推進のため、各自治体に配置されている。「地域支え合い推進員」ともいう。高齢者の生活支援・介護予防において、基盤整備と調整機能を果たすことが期待されている。

いと思いますよ。地域の課題、資源となり得る活動団体、そこに所属するキーマンの顔と名前などをきちんと把握していないといけませんから。

山崎 そうしたものを知るための前提として、「人たらし」の力ももっていないとダメそうですよね。しかし、それって身につけるのはなかなか難しい。普通、北川さんみたいに用地買収の経験もないわけですし（笑）。

北川 だからといって、自分のなかだけでかたちづくっても曼荼羅はできませんわ。アウェイで勝負するって本当に大事なんですよ。

山崎 これはなかなかおもしろいテーマですよ。「地域の資源をつなげていくような人材をどう育てていくか」というのも大事な論点だと思います。もう少しそこを掘り下げていってもいいでしょうかね。

「おまえが言うなら仕方ない」力

山崎 ここからお話ししたいのは、地域の資源を見つけ、つなげていける人をどのようにしたら育てられるのか、というテーマです。そうした実践のできる人を、北川さんは「アウェイで勝負できる人」とも表現されていましたが、どうやったら育てていけると思いますか。

北川 まず、育つ可能性の高い人を考える必要があって、それについては「人たらし」の能力がある人だと思っています。最近、よくわかってきました。

山崎 そうか、たしかに育つ人と育たない人っているものなぁ。

北川　私が芽のある人材を探すときは、3つの資質があるかを見ます。いちばん大事な資質はEQ、[17]いわゆる人間力。これは「人たらし」の能力に当たります。こればかりはトレーニングしてどうこうできるものじゃないかもしれません。

そのうえで、2つ目の資質として挙げたいのが、物語を語る能力。これは人たらしのための「ツール」ともいえる。こちらは一定のトレーニングをすれば身につくものだと考えています。

それから3つ目が、物語を人にたらしこむためにも必要な、物語を整理する力。論点整理の力ともいえるでしょうか。なかなか初めから上手な人はいないけれど、これもトレーニングを積みさえすれば身につく。いわば現代国語の読解力ですからね。夏目漱石の文章を読んで、「何字以内にまとめなさい」という問題があったでしょう。あれを解くのに必要な力と一緒です。

山崎　あらすじをつくるような。

北川　そうそう。講演を聞いてそれをまとめる力でもいいんだけれど、長い話や文章から要点だけを引っ張りだして整理する力です。

ただ、やっぱり肝心なのは最初に挙げた「人たらし」の能力ですね。これが欠けると、後者2つの力があっても人の心をつかむのは難しいんですよ。後者2つの力が乏しくても、最終的に「お前が言うなら仕方がない」と言わせることができてしまうのが「人たらし」ですから。「人たらし」の人を見つけ、あとの2つの力を伸ばしていくと、必ずやアウェイで勝負ができる人間になると思います。

▼17　Emotional Intelligence Quotient（EQ）心の知能指数と呼ばれる、情動を理解・制御する能力を示す指標。

山崎　お話を伺って、優れたコミュニティデザイナーと重なる要素があると思いましたよ。僕らが大学で学生に教えるとき、まずアメリカの心理学者ハワード・ガードナー[18]が提唱した「8つの知能[19]」を紹介しているんです。この理論では、北川さんがおっしゃった論理的な能力といった偏差値で測られるような力を認知的知能として挙げています。さらにそれだけでなく、リズム感や表現能力などの偏差値で測られないような非認知的知能も、人間にとって大事な知能として挙げているんです。

いまの大学受験って偏差値で測れない部分は重視せず、測ることのできる知能の優劣だけで合否を決めているところがあります。ただ、コミュニティデザインというジャンルでいえば、それ以外の知能の側面も見ないと、将来的に使いものになるかどうかはわからない。偏差値で測られる部分だけが優れていて、その他の知能が低い人って他所では役立つかもしれないけれど、少なくともコミュニティデザイナーとして活躍できるかというと相当厳しい。そういう説明を、この8つの知能の理論を交えながら学生たちにしています。

事実、コミュニティデザイナーには、北川さんがいうようなコミュニケーションに関係する能力全体が問われます。だから極論を言えば、「偏差値で測られる教科」は平均点あれば十分で、それよりも偏差値という評価基準で測られない知能を大切にして、それらをきちんと磨いていくことが大事だと思っています。

北川　本当にそうですね。僕はいつも意識して若い人をみて、原石を探しています。会って話をした瞬間に「こいつはたらしだ」ってたいていはわかる。そうしたら、これはもう丁稚奉公で磨いていこうと考えていますよ。

山崎　北川さんの育成方法は「丁稚奉公」ですか。「ＯＪＴ」とか横文字で表現している場合じゃないなぁ（笑）。

北川　結局、丁稚奉公、そこからのれん分けで巣立っていくことのくり返しで、人は育ち、育った人間が広がっていくものだと思っています。東京大学法学部に入るような知能は学校や学習塾で育てられるけど、アウェイで勝負できる人っていうのは、人のなかでしか育てられませんからね。

山崎　何を身につけるかという話に戻っていいですか。最近ちょっと思っていることがあるんです。これは賛否両論あるかもしれないんですけど……。

日本は幼稚園や小学校くらいまでの教育で「友達と仲良くしましょう」「嘘はつかないように」とか、いわゆる「道徳」を習うんだけれど、その時間は昔と比べて減っているし、受験科目ほど重視されていません。小中学校で国語・算数・理科・社会・英語という主要教科と、音楽・体育・美術という副教科を学び、高校になると副教科の扱いさえも軽くなって、主要５教科の比率はグッと増す。そういう教育になってきているなかで、土台にあるべきはずの道徳のような教育に割かれる比率は圧倒的に小さいものです。ただ、この状況ってコミュニティデザインからみて、どうもバランスが悪いことになっているような気がするんです。

▼18　**ハワード・ガードナー**（**Howard Gardner, 1943**）　ハーバード大学教授・心理学。知能はＩＱなど１つの指標で測れるものではなく、複数の種類があるという「多重知能（Multiple Intelligences：ＭＩ）理論」を提唱した。

▼19　**８つの知能**　多重知能理論では、❶言語・語学知能、❷論理・数学的知能、❸音楽・リズム的知能、❹身体・運動感覚知能、❺視覚・空間的知能、❻対人的知能、❼内省的知能、❽博物学的知能の８つ。

道徳は、かつて「五倫五常」[20]として教えられていたことに当たるものだと思います。たとえば、君臣、夫婦、長幼の関係性や、人に対する礼儀や思いやり、正しい行ないといったもの、いずれもそうですよね。昔がよかったとは言いませんけど、かつての藩校や寺子屋[21]だと、これらを何年間もお題目のように唱えさせ続けたというから、いまの幼稚園・小学校にあたる年齢で理解できなくとも、成長とともに染みつき、行動規範の元になる。その土台の上にいろいろな知識を載っけていく、ということが自然にできていたんだと思います。

でもいま、そうした道徳的な学びを重視しなくなっている。これでは、コミュニティデザイナーとして地域に入っていったとき、おじちゃんやおばちゃんに気に入られるかどうかを左右する最初のコンタクトで、「あの子はあかん！」みたいなことも起こりうると危機感をもっています。

花戸　わかる気がしますね。

山崎　もちろん初対面では信じられる人間かどうかよくわからないし、技術も足りないのは当然でしょう。それでも仁（人を思いやる心）や、信（約束を守る）があるかどうかはにじみ出て伝わるものです。道徳的な学びや知恵という前提をないがしろにしてはいけないという認識が、最近、自分のなかでますます強まっています。

人の個性としてどうこうしようのないものはたしかにあるのかもしれません。しかし、その人の土台として道徳的なものがきちんとあるとしたならば、表面上のみえ方はちょっと変わってくるのではないかと思っています。もちろん五倫五常をそのまま復活させる必要はないとは思うけど、人とコミュニケーションをとるうえで身につけるべき礼節ってあるよなぁと個人的に考えています。

お惣菜をもらえたら一人前

北川　その話を聞いて思い出したんだけど、滋賀県は江戸時代中期から明治にかけて、寺子屋がとても多かったんだそうです。寺子屋の定員数が他府県の2倍ほど多く、読み書きと算盤は絶対教えていたらしい。とくに御代参街道《ごだいさんかいどう》[22]っていうエリアにはものすごくたくさんの寺子屋があって、そこの師匠筋をたどると石門心学の石田梅岩[23]の流れに行きつくんだそうです。それで人の生死に関わる倫理と、金儲けをしてもすべて懐に収めるのではなく社会還元する使い方などを徹底してあの時代に教育していた。これは儲けたお金を「ひとり儲け」とせず、社会貢献のかたちで地域に還元していた近江商人[24]の考え方につながるものです。

▼20 **五倫五常**　儒教で、人として守るべき道徳のこと。五倫は基本的な人間関係を規律する5つの徳目で、君臣の義・父子の親・夫婦の別・長幼の序・朋友の信。五常は仁・義・礼・智・信の5つ。

▼21 **藩校・寺子屋**　ともにかつて日本に存在した教育機関のこと。藩校は、江戸時代に諸藩がその藩の子弟を教育するために設けた学校。主に武士の子弟が学んでいた。寺子屋は、室町中期から明治初頭にかけて、主に庶民の子弟を教育した有識者による私設学校。

▼22 **御代参街道**　東海道土山宿（現・甲賀市）から中山道小幡（現・東近江市）までの約36キロメートルを結ぶ道で、東海道脇街道、北国越安土道なども呼ばれる。

▼23 **石田梅岩**（**いしだばいがん、1685～1744**）　江戸中期の思想家で、庶民の道徳を問いた石門心学の祖。

▼24 **近江商人**　室町時代に東海・北陸方面と京都を結ぶ商業活動を中心に発祥した、近江出身の商人のこと。「売り手よし、買い手よし、世間よし」の三方よしの商いを心がけ、治山治水、道路整備、寺社への寄附など社会貢献をさかんに行なったといわれる。

話を聞いてすごいなと思ったのは、滋賀県の寺子屋で学ぶ子どもは百姓の次男・三男だけじゃなくて、「娘」まで含まれていたということ。その理由がとっても合理的なのです。娘は将来、商人に嫁ぐ可能性もありますよね。近江商人というのは奥さんを近江に残して江戸や大阪に行ってしまうものなので、残った奥さんが丁稚を教育しなければならない。経理やしつけを教えるには奥さん側に教養が不可欠。だから、将来を見据えて娘も寺子屋で学ばせていたというわけです。

　合理的な発想をする文化があって、そこにはきちんとした教育があって、隠徳善事[25]という社会還元の習慣がある。こうやって「三方よし」の考えは歴史的に、文字どおり地域に根づいた。これが近江の強さなんだろうし、私たちの地域はそれが色濃く残っているんだと思います。だから自分が儲かると同時に相手、地域にも還元して、「おたがいさん」と言い合ってやっていける。花戸さんがやっている三方よし研究会[26]はそれが見える形になったものですよね。

山崎　あまり儲からないやり方で医療を実践すると話された花戸さん自身、三方よしの関係性のなかにいらっしゃるわけですしね。大儲けはしないかもしれないけれど、結果的に長く地域のなかで必要とされる人になっている。

花戸　住民の健康のためになって、地域のためになれば、まわり回って自分のためになっている。だから、それはそれでいいという考えです。

北川　地域の医者って野菜やお米をもらうことも多いだろうし。

花戸　たしかに最近は買うほうが減りました（笑）。

北川　やっぱり。それはお金に代えられない花戸さんに対する感謝が、野菜やお米になっているんですよ。

山崎　全国の地域に根を張っている医療関係者に「野菜を買ったことがありますか?」と聞いてみたくなりますね。地域でいい仕事をしているかどうかを判断するリトマス試験紙になりそう（笑）。僕も野菜を自分で買ったことがないという医療者としゃべってみたいですし。

花戸　あ、ひとついいですか。花戸さんは、地域の方にお惣菜をいただいたなんてこともありますか?

山崎　惣菜、ですか。漬物や手づくりの料理もいただきますね。

花戸　なるほど。やはり一歩、「入って」いらっしゃる。

山崎　入っている?

山崎　じつはstudio-Lでも変なジンクスというか、基準・指標といったようなものがあるんです。僕らの仕事って当該地域に住まわせてもらいながら進めるケースがよくあります。すると、数週間経ったあたりから、ありがたいことに地元の方々から採れたての野菜や魚をいただくことがあります。これがさらに数か月経ち、地域に溶け込むと、生の野菜や魚だったものに調理が加わる、つまりいただくものが「お惣菜」に変化するんです。こうした変化を、僕らは「一歩、地域に入ることができたね」なんて表現していて、地域と自分たちとの距離感を測る指標にしています。ちなみに、「ひとつの拠点」として僕らを認識していただくくらいになったときに、亡き夫が着ていた衣服を

▼25　**隠徳善事**　人知れずよい行ないをすること。近江商人の心得として挙げられる。

▼26　**三方よし研究会**　東近江地域医療連携ネットワーク研究会の別称。患者本位の視点に立った医療・保健・福祉・介護の切れ目のないサービスの提供体制を構築するため、関係機関の機能分担と連携のあり方を検討する。2007年の開始時より、「患者よし・機関よし・地域よし」の三方よしをめざす。東近江市・小串医院の小串輝男院長が立ち上げに尽力した。

いただいたなんてこともありました（笑）。ここまでくると「かなり地域に入りこんだ」感じです。

北川　へぇ、おもしろい。

山崎　こうやって様子をみると、「じゃあ、寄り合いをやってみましょう」と地域の方々に切り出すベストタイミングもわかってくる。生野菜をもらっている段階で焦って「寄り合いを！」と呼び掛けても、地域の人たちはあまりしゃべってくれないんです。でも、お惣菜をいただくくらいにわれわれが地域に入ることができていると、皆が積極的に意見やアイデアを語りだす寄り合いになる。もちろん、経験的・感覚的な基準ですけれど。ただ、studio-Lのスタッフ同士では「亡き夫の服をいただけるところまでいこう」みたいなことを言うと伝わります。

巻き込むのではなく巻き込まれにいけ

北川　わかるなあ。そういうことが私も用地買収をやっていたときにありましたから。交渉で伺っていたお宅のご夫婦で、あるとき、奥さんがいなくなってしまって、旦那さんがすごく悩んでおられたということがあったんです。その家には要介護状態のお姑さんがいるんだけれど、旦那さんは仕事ばかりで、奥さんがすべての世話をしていた。どうもその負担がわからない旦那さんに愛想をつかし、奥さんは実家に帰ってしまったということのようでした。

それで僕はすぐに市の健康福祉部につないで、車いすの手配などをして介護負担の調整を図り、奥さんが帰れる環境を整える手伝いをした。そこに旦那さんの謝罪が加わって、なんと奥さんが帰ってきたんです。そうしたら家の様子が落ち着いたころになって、ご夫婦が急に用地買収の契約書に判子を押してくれました。しかも、それまで交渉していた条件も全部関係なしに、話がまとまった。驚きましたね。

山崎　用地買収に行っていたのに、途中でケアマネジャーの仕事をしていたことにも驚きますが（笑）。

花戸　しかも時代の最先端で、お手本になりそうな関わりですよ。

北川　地域のことはいろいろ知っていましたからね。山崎さんの先ほどの話とこの例は重なるところがあると思うんです。つまり、人間としての信頼関係がいちばん。逆にいえばそれさえあれば、それ以外のことは全部吹っ飛ぶ。「お前が言うなら、そうしよう」と。つまるところ、何か誰かと事をなすときに大切なのは関係性である、と。

山崎　本当にそう思います。僕が講演をしたときによく受ける質問に、「自分たちの活動にどうやったら、もっと多くの人を巻き込むことができるでしょう？」というものがあります。でも、そういう考え方だと、僕らのような活動は難しい。

北川　質問者の考え方が少し傲慢な感じがしますね。なんだか上から目線になってしまっている。

山崎　そうなんです。人にとって「巻き込まれる」ってのは、あまりいい気がするものではない。だから僕もそうした質問に対しては、「まず、あなたが巻き込まれにいってみてください」と言うようにしています。

北川　そうそう。自らなかに入っていく。

山崎　自分から地域の活動に巻き込まれにいき、何か困っているところに自分が手伝えそうなことがあれば加わっていき、それによって関係性が築かれ、地域のなかで自分の存在が認めてもらえる。そうすると、あるときに「あんたが困ってるなら、やってみよう」という話になる。だから「巻き込み方を教えてほしい」みたいな質問は、まずその視点の置き方からおかしなことになっているんです。発想を変えないと、結果的に「巻き込む」こともできないと思います。僕たちは巻き込まれにいくんです。

今回、「地域包括ケア」という文言を出して語り合わなかったけど、大切な要素はたくさん出てきました。医療・福祉にも、まちづくりにも、どちらの分野にも知ってもらいたいことです。つまり、大切なのはテクニカルな話じゃないということ。技術もあとで必要にはなるけど、まずは気持ちの部分でつながっているかどうか。その大切さが浮き彫りにされたように感じました。

北川　「おまえだから仕方ない」って言われるくらい信用してもらえなかったら、何もできませんからね。行政はまずしくみからつくりたがる悪い癖がある。住民のなかにもまた、しくみをつくりたがる人がいる。でも、しくみばっかりつくってどうする？　そこに込める魂が大事なんですよ。

めざすは、幸せのねずみ講ですよ。花戸さんも「こうしよう」というしくみから入ったわけじゃなくて、市民に巻き込まれ、小串[27]さんに巻き込まれ、さらに他の医師たちを巻き込んでいかれたわけでしょう。

花戸　そうですねえ。いまでこそ在宅看取りは増えてきたけれど、最初のころは「往診はやらん」という医師もいました。でも実践を重ねて、「僕はこんなことやってます。先生もどうですか？」って聞いたら、次第に「いいよ」という声が出てきた。それで在宅医療や在宅看取りがそれなりに広まって、地域包括ケアもちゃんと成り立つようになってきた。国から言われたからやるんじゃなくて、地域の人たちから求められることに対し、「じゃあ、やってみよう」といろいろな人たちと一緒に取り組んでできたものなんだと思います。医師という専門職として何か特別なことをやったわけではなく、地域の声に応じるなかで、いつの間にか地域の求めるかたちに整っていったという感じでしょうか。

山崎 お2人とも見事なまでに目線の高さが地域住民と同じなことに驚きます。そうした「こういう地域がいいよね」という目にはみえない感覚的なものは、どうやったら広く共有できるものでしょうか。

北川 やっぱり語り合いでしょう。曼荼羅に出てくる人たちも、地域の困り事を話題に出しては、どうしたら解決できるだろうかって話をしている。そういう積み重ねがあるから、一時的なボランティア感覚ではなく、「持続可能な地域をつくるためにはどうすべきか」という視点が皆の頭に生まれるんだと思います。

花戸 かといって、皆が「地域のために」とたいそうなことを言っているわけでもないんですけれどね。1人ひとりが好きなことをやっていて、お互いに邪魔をしないっていう感じがある。それでも自分が困って「ちょっと手伝ってよ」と言えば手を貸してくれるし、「困っている」と言えば四方八方から「どうした?」って集まってくる。皆が違うことをやっているけど、同じ方向を向くことはできているということなのかもしれません。

山崎 本当に興味深い話をお聞きしました。物事を効率的・効果的に進めようとすると、どうして

▼27 **小串輝男**(おぐしてるお、1945〜) 小串医院院長。京都大学医学部卒。東近江市で三方よし研究会(脚注26)を立ち上げた。滋賀県医師会副会長などを歴任。

も技術論になりがちなのが世の常です。でも、お2人と話をしていると、技術論を語る以前に備えておくべき人間性のようなものがあり、それがとても重要な役割を果たすのだとわかりました。まずは自分の人となりを知ること。そのうえで、「人となり」を活かすことができるような技術を身につける。そういう順序で考えることが重要なのだと感じました。どうもありがとうございました。

〈2015年12月26日、東近江市永源寺診療所にて収録〉

3　何がケアとまちをつなぐのか

中野智紀さん

社会医療法人JMA東埼玉総合病院　地域糖尿病センター　センター長

在宅医療連携拠点 菜のはな　室長／医師

×

小泉圭司さん

元気スタンド・ぷリズム合同会社　代表社員・NPO元気スタンド　代表

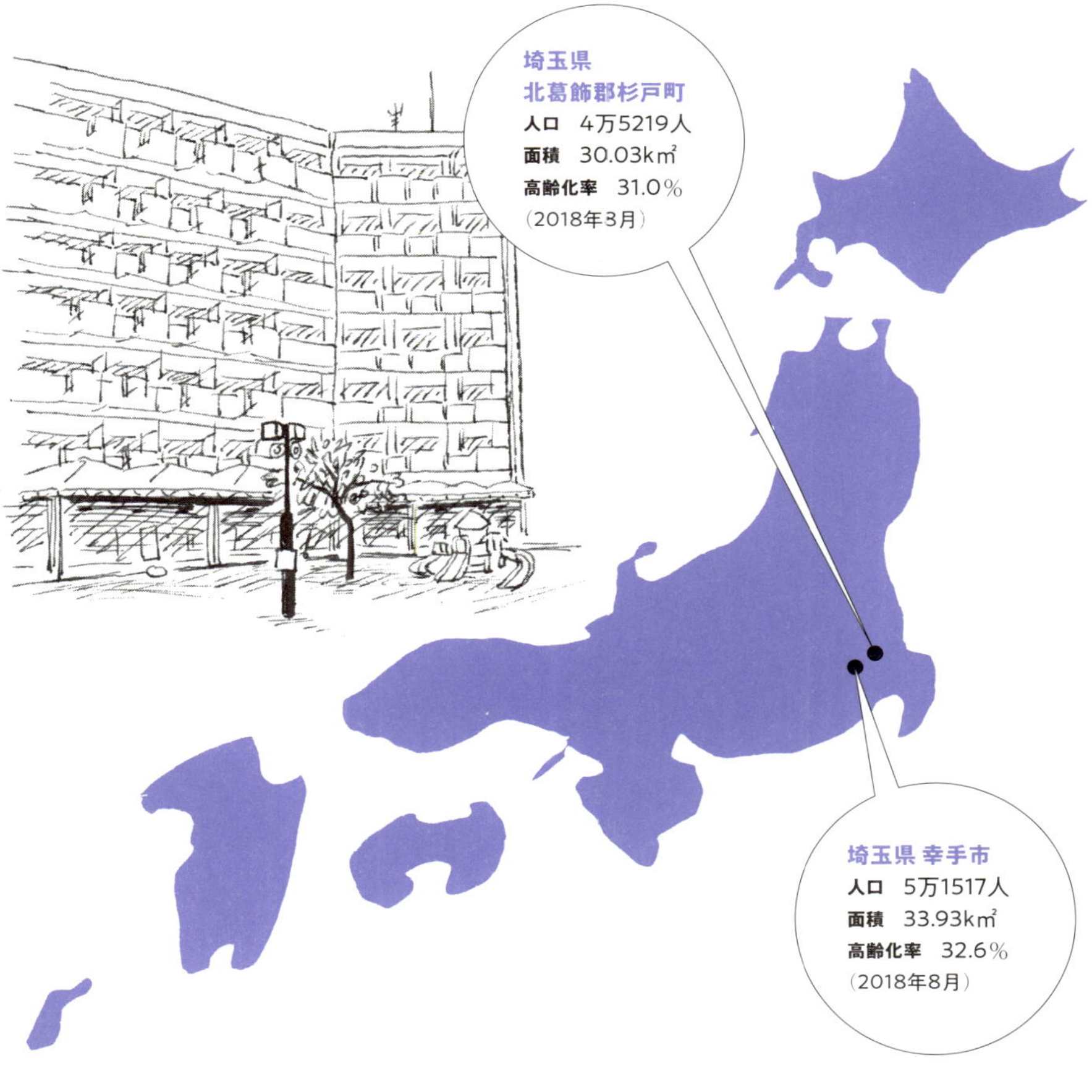

人と人との間に、新しい関係性をつくる。その関係性が人をケアし、まちをつくり、やがて、住むだけでケアされるまちになる。

地域包括ケア幸手モデル

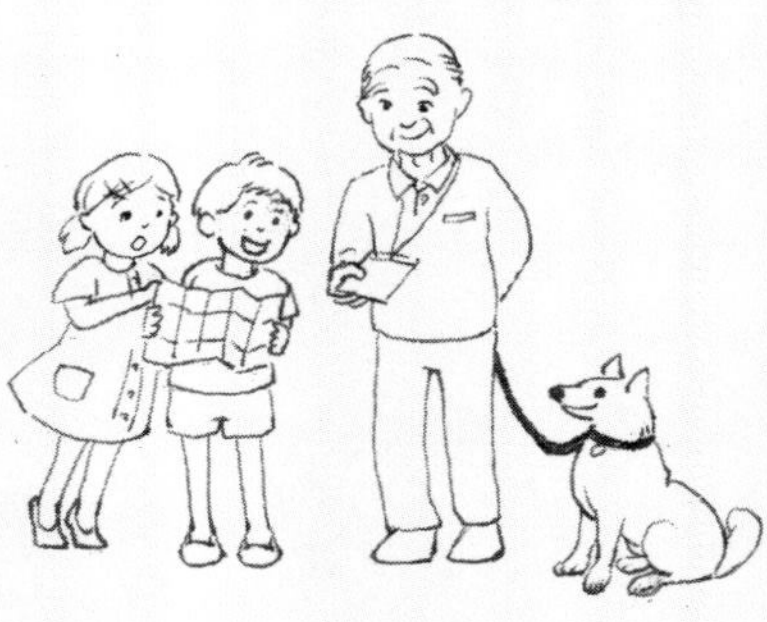

地域包括ケアシステムの構築では、「地域とつながる」ことが推奨されている。それは、公的サービスや介護保険など制度の隙間を埋めたり、関係機関や多職種の連携を深めたりするためだけでなく、ケアそのものに欠かせないことだからだ。「社会的な役割を担い、社会とつながり合っている」という自覚や状態こそ、人間の健康や幸福感につながることはよく知られている。それを支援する技法はソーシャルワークと呼ばれ、体系的な学問や専門家の仕事になっている。ではその役割を、専門家だけでなく、住民が少しずつ果たすようになったらどうなるだろう？　そんな住民がまちのそこかしこにいるようになったら？

住民同士が身近な人をケアし合い、どんな人でも社会に貢献したりつながったりしていることを感じられる居場所がある。そんな「ケアする社会」を実現しようとしているのが、埼玉県幸手市および北葛飾郡杉戸町で展開される「地域包括ケア幸手モデル」だ。まちづくりに関わる住民を〝コミュニ

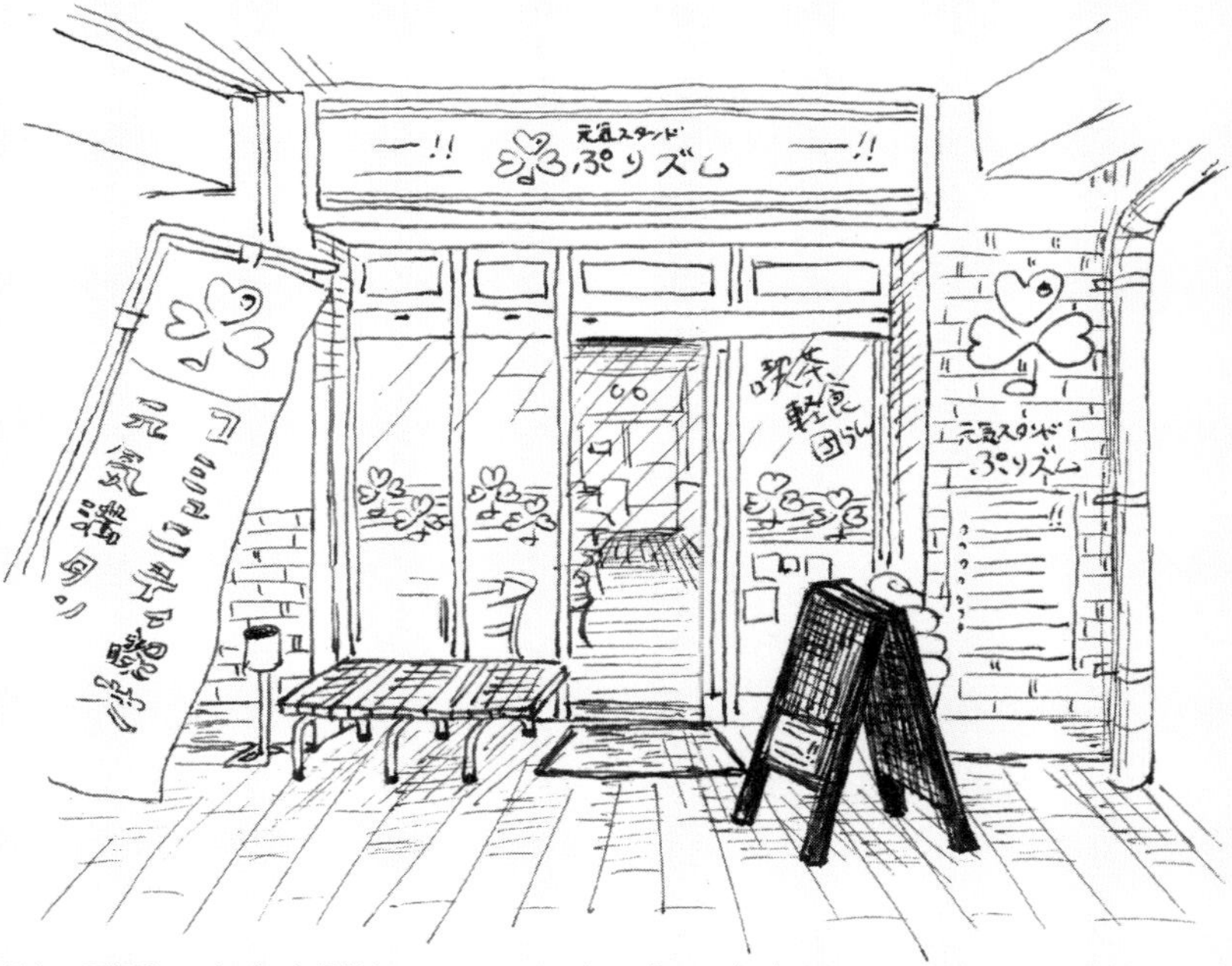

高齢者に居場所とつながりを提供するコミュニティカフェ「ぷりズム」

ティデザイナー〟と呼び、その活動を地元の総合病院にある在宅医療連携拠点「菜のはな」が下支えしている。

コミュニティカフェ、料理教室、ワーキングマザーの活動支援、若者の起業支援、市民オペラ、寺子屋、PTA活動、ホテル、女性の集いの場、知的サロン、住まいの相談……。それぞれの〝コミュニティデザイナー〟の活動は多岐にわたるが、どれも人の暮らしに関わっている。その人々が共有するつながりや共感は「雲のような信頼関係」をつくっている、と菜のはな室長の中野医師は語る。その雲は、これまで専門家の手や目が届かなかった人や場所にも広がっていき、システムではなくつながりが主導する地域包括ケアが実現されていく。

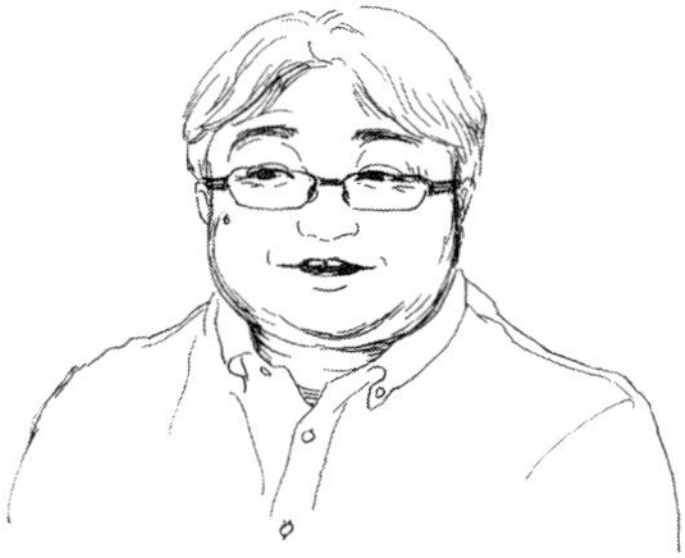

中野智紀 なかのともき

埼玉県生まれ。獨協医科大学卒業。社会医療法人JMA東埼玉総合病院地域糖尿病センター勤務。埼玉医科大学非常勤講師、埼玉県立大学非常勤講師、日本糖尿病学会認定指導医・専門医、日本内科学会認定内科医、NPO法人埼玉利根医療圏糖尿病ネットワーク理事、埼玉利根保健医療圏地域医療連携推進協議会（とねっと）事務局、埼玉県糖尿病協会理事。内閣官房IT戦略本部の医療情報化に関するタスクフォース構成員を務めた。第5回プライマリケア連合学会地域ケアネットワーク優秀賞受賞。とねっとはNHK『時論公論』で、幸手モデルはNHK『クローズアップ現代』や『NHKスペシャル』で紹介された。

小泉圭司 こいずみけいじ

東京都生まれ。元気スタンド・ぷりズム合同会社代表社員。NPO元気スタンド代表。東海大学法学部卒業。
2007年にコミュニティカフェ「元気スタンド・ぷりズム」開設。2010年惣菜店「元気スタンド・ぷライス」をオープン。2011年「幸せ手伝い隊」、2012年「菜のはな」による「暮らしの保健室」、2013年「レンタルセニアカー」、2014年「埼玉健康と暮らしを支える市民勉強会」、2015年「地域丸ごとアミューズメント」と、毎年新しい介護予防や地域づくりの活動を立ち上げる。商店街の活性化と地域包括ケアの実現に向けたコミュニティモール構築をめざす。

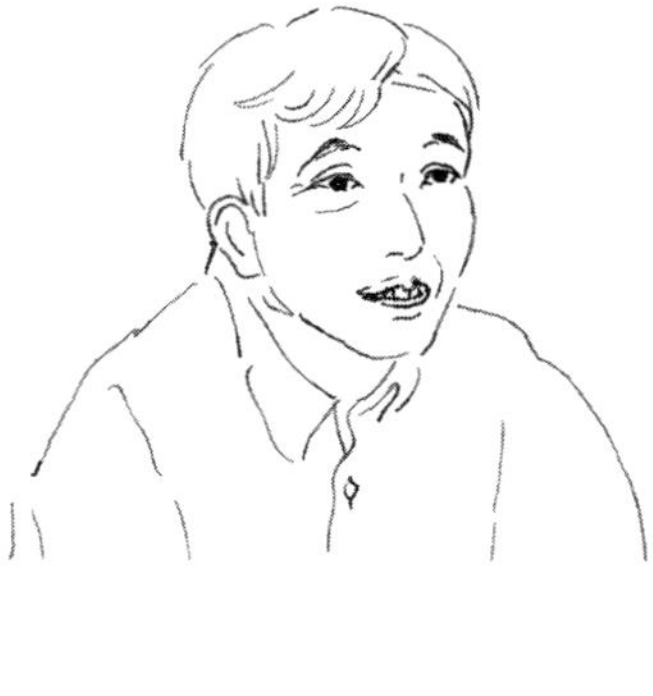

あなたも〝コミュニティデザイナー〟！

山崎　今日は、JMA東埼玉総合病院にある在宅医療連携拠点「菜のはな」室長で医師の中野智紀さんと、幸手団地の一角でコミュニティカフェ「元気スタンド・ぷリズム」を運営している〝コミュニティデザイナー〟の小泉圭司さんに、「地域包括ケア幸手モデル」について伺います。小泉さん、定休日なのにカフェを開けていただいて、どうもありがとうございます。

幸手地域には、〝コミュニティデザイナー〟がたくさんいるんですよね。小泉さんみたいにまちづくりをしていたり、地域の健康や生活の問題に取り組んでいたりする人をそう呼んでいる。僕が2011年に『コミュニティデザイン』（学芸出版社）という本を出したけれど、その頃にこの言葉を知ってもらったんでしょうか。

中野　そうなんです。前から、「勝手に使っていいのかな」とは思っていたんですけど……。

小泉　許可もらってないから、謝らなきゃいけないな、と……。

山崎　ぜんぜんそんなことないです（笑）。コミュニティデザインという言葉自体は僕がつくったわけでもないので、僕には許可する権限なんてまったくないんです。

これは、もともと、1960年頃からアメリカにあった言葉なんですよ。たとえば、集会所をつくるときに地域の人たちの声を聞きながら図面を描くように、「コミュニティの人たちと一緒にハードのデザインを考えること」を指していたんです。それをコミュニティ・デザインと呼んで日本でも行ないはじめた。僕も、建築設計事務所に入ってその修業を6年くらいさせてもらいました。コミュニティ・デザインをやると、地域の人たちがすごく仲良くなるし、新しい友達を呼んできたり、自分で活動を生み出したりする。建築物が建ったあと、残るのはこのつながりだったんです。その人たちがいろいろな活動をするのを見て、ハードをつくる機会がなくても集まってもらえばいいじゃないかと考えました。

それを仕事にしていこうと思ったけど、先輩たちから「おまえはハードもつくらないし、図面も描かないくせにコミュニティ・デザイナーなんて名乗るのか?」と言われたら困るなと思って、言い訳にと「・」を取ってコミュニティデザインにしたんです。

中野 なるほど。それを聞いて安心しました。

山崎 それで、幸手の〝コミュニティデザイナー〟って、どういう人たちなんですか。養成講座のような研修がある?

小泉 前は養成講座があったんですけど、いまは基本的には、まちづくりのような活動をすでにやっている方々を探してくるんです。

中野 それで、「あなたは〝コミュニティデザイナー〟です」と言ってしまう。

小泉 幸手にはそういう人がたくさんいるから、「あなたも〝コミュニティデザイナー〟。あなたも、あなたも」と言って自覚ってもらうと、皆〝コミュニティデザイナー〟に「なる」んですよ。

新しい信頼関係をつなぐ人たち

山崎　小泉さんはその第1号みたいな感じですね。しかも強力な〝コミュニティデザイナー〟(笑)。お2人が知り合うきっかけは何だったんですか。

小泉　ちょうど、中野先生が勤めるJMA東埼玉総合病院が、「ぷリズム」のある幸手団地[▼1]のすぐ隣に移転してきたころですよね。

中野　そうそう。うちの病院は、もとは幸手市の隣の杉戸町にあったんですが、2012年に杉戸町と幸手市のちょうど中間くらいに引っ越してきたんです。病院が移転してしまうときって、普通は地域住民から反対運動が起こるんですけど、うちのときはなかったんですよ。30〜40年ほど地域のためにやってきたはずなのに、「移転したら不便になるねえ」という声しか聞こえてこなかった。

山崎　「遠くなっちゃうね」という程度で、あとはすんなり受け入れられちゃったんですね。

中野　そうなんです。この状況は病院として猛省すべきで、新しい場所では地域にしっかり根差していかないと先がないと危機感をもっていました。それで、私たちのカウンターパートになってくれる人を探していたんです。とはいえ、どうしていいかよくわからない。まずは隣の団地とは関係

▼1　**幸手団地**　UR都市機構が1972〜73年に建設した、全3023戸の大規模団地。埼玉県幸手市にある東武日光線杉戸高野台駅から徒歩約10分の場所に立地している。1階の一部が店舗になっており（21店舗）、現在もスーパーや喫茶店、酒店、薬局、美容院などが入っているが、テナント募集中のシャッター店舗も目立つ。

を築かなくちゃいけないと行ってみたら、明らかに何か発信している場所があった。

山崎　たしかに見た目からしてちょっと違いますよね、「ぷリズム」は。

中野　これは突っ込みどころだと思ったんです。「おーい！」って感じで。どういう人がやってるのかみなきゃいけないと思った。

山崎　それじゃあ直接「こんにちは」みたいな感じで？

中野　もしかしたら、こういったところとつながればいいのかもしれないと直感したんです。やっぱり私たち専門職って、専門職で固まるんですよ。だけどケアってものすごく広い概念で、地域包括ケアもケアの一部に過ぎない。住民たちがお互いを支え合うケアと、専門職のケアを一緒にやっていくことが必要なのに、その基本になる信頼関係やつながりみたいなものが私たちになかった。

信頼関係といっても、ケアをサービスとしてお金で買うほうがいいという方もいますし、かつての農村共同体の時代を覚えていて、「昔みたいにわずらわしい関係はもうごめんだ」という方もいます。でも人のつながりにはいろいろな形態があるはずで、ぷリズムは、その新しい形を模索していると感じたんですよ。私たちがもっていた問題意識を共有してもらうのに、適任だと思いました。

山崎　それは、ぷリズムを始めてどれくらい経ったころですか。

小泉　5年くらいですね。２００７年12月にぷリズムがオープンして、２０１２年5月に病院が移転してきたんです。その年の8月には、ぷリズムで「暮らしの保健室」▼2第1回をやりました。それまでも健康相談や栄養相談みたいなことをやってはいたんですけど、そこから先、専門家につなげたり、行政や地域につなげることができていなかったので、渡りに船でした。

中野　そう言ってくれますけど、小泉さんは、たぶん相当苦労されているんですよ。最初に会ったとき「お前も敵か？」みたいな顔をしてましたから。活動の説明はしてくれるんですけど、「どうせ、あなたもわかってくれないんでしょ」みたいな。よく憶えてる。

普通の感覚では、小泉さんみたいなことをやっている人は、「奇特な人」になっちゃうんです。奇特で、気の毒な人（笑）。だけど、明らかに最先端のことをやっているように、私には見えた。こういう人たちを、ポジティブに捉えなきゃいけない。この地域の文化にして根づかせなきゃいけないと思ったんです。それで、小泉さんみたいな人を〝コミュニティデザイナー〟と呼ぶことにしたんですよ。

これ、とてもいい言葉ですよね。まちづくりをやりたがってる人は実はいっぱいいるんだけど、多くはボランティアだし、むしろお金も手間もかかる。普通に考えれば「なんでこんなことやってるの？　バカみたい」となるじゃないですか。でも〝コミュニティデザイナー〟という言葉を使えば、「そんな素晴らしい価値のあることをやってるんですね」と価値観を転換できるんです。新しい形の、人と人との信頼関係をつないでいく人たちなんだということが、誰にでもわかるようになる。

▼2　**暮らしの保健室**　医療や健康に関するよろず相談所。訪問看護師の秋山正子さんが東京都新宿区の戸山団地で始めた。医療機関ではない身近な場所で、看護師や栄養士などの専門職が、予約不要・無料で医療や介護などの相談にのる。同様の取り組みは全国で進められており、戸山団地のような常設型から、既存のカフェ等で定期的に行なう出前型パターンもある。幸手市と杉戸町でも後者の方法で取り組まれている。

地域に自分の居場所がない！

山崎　小泉さんは、東京都のご出身ですよね。なんでまた幸手へ？

小泉　私はサラリーマンだったので、関東地方を転勤して回っていたんですが、子どもの小学校入学に合わせて、たまたま定住先として幸手を選んだんです。それから8年くらいは、幸手から勤務先に通勤していました。

山崎　その仕事を辞めて？　こういうことがやりたいという気持ちが前からあったんですか。

小泉　そうですね。当時、団塊の世代が定年退職を迎えて、地域に戻ったらどこで活動するのかという2007年問題がいわれていました。それで自分はどうだろうと考えてみたら、やっぱり地域に居場所がないと気がついて。

山崎　幸手からいろんなところへ行くだけで、幸手を知らないと。

小泉　僕はスーパーマーケットに勤めていたんですけど、土日に休みがないので地元の行事にぜんぜん参加していなかったんです。当時は管理職だったのですが、人員整理なんてやると、明日はわが身みたいな気分にもなって。

そんなときに店内を巡回していたら、1日中ずっとベンチに座っている高齢の女性がいらっしゃったので、話しかけたんです。そうしたら、「病院の待合室にいると迷惑がられるし、自分が住んでいるところでも邪魔者扱いされるので居場所がない」と言われたんです。自分も将来そういう運命をたどるんじゃないかと思ったし、団塊の世代の方々が退職する前に、地域の居場所を何とかしなけりゃいけないんじゃないかと考えました。

山崎　スーパーで座っていたおばあちゃんの話に、「おや？」と思って、そこから？

小泉　国の社会保障費がどんどん増えていることも気になっていました。どうにかしないと自分の子どもたちや、その先の世代にツケを残すことになる。しかも、調べたら、要介護の認定を受けている方が思った以上に少なかったんです。いまも18％くらいだから、残りの8～9割に対する社会保障費はこれからかかる。その方々全部に介護が必要になったら、いったいどうなっちゃうの？というのが素人考えでも心配になって……。

だから、元気な方にそのまま元気でいてもらわないといけないから、介護予防を普及させようと。でも「介護予防をしましょうよ」と言われてやるかって言ったら、やらない。「自分は元気だから、そんなの必要ない」となる。

そのとき私はちょうど40歳で、おじさんと言われるのが嫌な時期だったんです。だから高齢の方も、年寄り扱いされるとやっぱり嫌がるんじゃないかなと感じていたので、介護予防と言わないで、何かで楽しんでもらったら、それで結果的に介護予防になっちゃった、みたいな「押しつけない介護予防」をコンセプトにした居場所づくりをしようと考えました。

山崎　そのときは、まだスーパーの管理職だったわけでしょう？　それなのに、そんなこと考えていたんですか。

小泉　これからの未来に向かって何が必要かといったら、スーパーで目の前のお客さんにただ物を売ることじゃなくて、そういうことじゃないかと思ったんです。それで、40歳のときにかみさんの反対を押し切って、パンと辞めちゃいました。

来るだけで介護予防になる喫茶店

小泉　ぷリズムでは、「ここに来たことで、結果的に介護予防になっちゃった」みたいな環境をつくろうとしています。たとえばこれ、前半は普通のメニューなんですけど……。

山崎　え？　これ、メニューですか。

小泉　メニューブックというんです。

山崎　超ぶ厚い！　５cmはある！

小泉　あまりにも情報量が多くて、字が細かいので、虫眼鏡を各テーブルに置いてあるんです。内容は、要介護に陥ってしまう病気やそのチェック項目を紹介したり、病気を予防するにはこんな栄養を摂りましょうとか。病院でもらう血液検査の結果が英語で書かれていてわからないというご相談があったので血液検査の結果の見方を載せたり、口腔ケアの情報も。こういうことが書いてある本はいくらでもあるんですけど、読み終わったら安心してしまって、だいたい二度と読まないですよね。だけどこれなら、食べ物を注文したあとにペラペラッとめくってもらえばいいので、つねに注意喚起ができるんじゃないかと考えたんです。

認知症サポーター講座のパンフレットもあります。もらったときはみても、なくしちゃったりするでしょう。普通に市の広報誌やインターネットでも配られているものですが、うちのお客さんは、みんなアナログなので。

あとは中野先生がやっている「菜のはな」[3]の紹介。以前は又聞きみたいな健康情報しか提供できなかったんですが、いまは月1回の暮らしの保健室に市の保健師さんや菜のはなの看護師さんが来てくれるので、地域ケア会議や専門職につなげられるようになりました。

それから、ぷリズムが事務局になっている有償ボランティアの「幸せ手伝い隊」[4]のご紹介とか、振り込め詐欺への注意喚起とかも入れてます。

中野 幸せ手伝い隊の利用人数は、市の社会福祉協議会が行なっている同様の家事援助サービスの100倍以上なんですよ。

山崎 じゃあ行政は、社会福祉協議会よりぷリズムを支援したほうがいいんじゃないですか。

中野 勝手に地域支援事業[5]をやってるようなものだよね。

小泉 こんなものを通じて、生活情報を提供したり、健康づくりのお手伝いをしています。あとは、昭和初期~40年までの名曲集をBGMとして流しています。

▼3 **菜のはな** JMA東埼玉総合病院内に設置されている地元医師会の地域連携室の名称。幸手市から委託を受けた在宅医療連携拠点として、コミュニティデザイナーの活動支援(しあわせすぎ)や暮らしの保健室の開催、住民主催の地域ケア会議、医療・介護専門職の交流・研修会開催、健康生活アセスメント調査、在宅医療コーディネートなどを行なう。

▼4 **幸せ手伝い隊** 有償ボランティアの高齢者などによる地域の助け合いのしくみ。2011年に「埼玉県地域支え合い事業」を幸手団地栄商店会として受託。小泉さんは事務局を担っており、ぷリズムのお客さんや地域包括支援センターから相談を受け、介護保険などの制度の隙間で困っている人たちに手伝い隊を紹介するコーディネートも行なっている。

▼5 **地域支援事業** 2006年に創設された、介護保険における介護予防事業。2016年の介護保険法改正で介護予防・日常生活支援総合事業が始まり、住民などさまざまな主体によるサービスの充実がめざされている。

中野　回想法だよね。ソーシャルワーク▼6だけじゃなく、ケアもしてくれているんですね。

小泉　「頭の体操をしましょう」と言わなくても、「ああ、これはあの歌手が歌ってた曲ね」とか、「これはあの監督の映画で使われたやつね」とか、自然と話題が出てくるんです。

それから、これはオリジナルのランチョンマットなんですけど、お食事を注文された方に出しています。

中野　100マス計算です。

山崎　お持ち帰り歓迎ですね。

小泉　それに加えて、中野先生がつくった「くらしと健康を支える十か条」を、ぷリズム向けに作り替えて入れてあります。

ほかには、店内で手作り品の展示販売をしています。場所代は無料で、「1品でも作ったらぜひ」と、お客さんに趣味を広げてもらう目的でやっています。

山崎　作っているのは、どんな方ですか。

小泉　地域の方です。若い方からご年配の方まで、年齢の幅は広いです。団地内の趣味の会の方も出品しています。

山崎　ぷリズムには、毎日どのくらいお客さんが来るんですか。

小泉　20～30人ですね。日曜日は休みですが、祝日は開けています。雨風のある日はお客さんが減ってしまいますが、皆さん、「いちばんの楽しみはここに来て誰かとお話しすること」と言っておみえになります。午後にはほぼ満席になりますね。カウンターと大きいテーブルには誰も座らなくて、皆が小さいテーブルのあいだに座るので、ぎゅうぎゅうになっています。

山崎　1人になりたくて来るわけじゃないから。

小泉　そうなんです。人としゃべりに来るので、狭くても詰めて座って、長椅子がびっちり埋まって圧迫感があるんです。スズメが電線にとまっているみたいです。

山崎　ちょっと入りにくいですね。空間的には少し変えたい感じがしますね。

小泉　店のつくりでいうともう1つ欠点があって、ここで知り合いをつくってもらおうと思ったために、どこからでも店内が見える構造にしたんですね。そしたら、苦手な人がいると逃げ場がない。

山崎　たしかに空間が区切られてもいいのかもしれないですね。

小泉　2つ空間があったほうがよかったなという反省があります。有料イベントをすると、参加しない人がお店に入れなくなるから、いまは無料のイベントしか開催できないんです。

にじみ出ることでつながりが生まれる

小泉　オープンした当初はお客さんが少なかったので、覗きに来た人や近くに住んでいる人を見つけては、声をかけていましたね。いまでも、そうしないとなかなか新しい人は入ってこないですね。

中野　初めての人って、そこのドアをくぐれないんだよね。ちょっと覗いてみて、行っちゃう。

▼6　**ソーシャルワーク**（social work）　人々が社会的な役割を果たし、心身が健康で幸福に暮らしていくために、個人や家族、グループなどのコミュニティに対して、さまざまな手法を用いて働きかける技術や方法のこと。社会福祉援助技術と訳され、日本では国家資格として社会福祉士、精神保健福祉士などがある。19世紀イギリスの慈善活動に端を発するが、現在では社会学、心理学、政治学、公衆衛生、地域開発、法律、経済などさまざまな分野と連携し、発展している。

オープンカフェみたいにしたほうが入りやすいよね。

山崎 やっぱり、外に席があったほうがいいですよね。

中野 でも団地が許さないらしいんです。

小泉 店の前にテーブルと椅子を置くと、「ほかが真似するから駄目だ」って。

山崎 真似してもいいと思うけど。

小泉 だから、ほかのお店と一緒に要望を出したんです。そしたら、それはそれで「邪魔だから駄目だ」って(笑)。

中野 現場の方々がせっかく何かしようとしているのに、環境とか制度が邪魔しているケースがほとんどなんですよ。

山崎 もったいないなぁ。さっきの課題だって、気候のいい季節なら、外に長椅子を3つ、4つ置けば解消できますよね。

中野 誰も損しないのにね。

山崎 悪しき公平性というか、結果の公平性をめざすからそうなる。誰かが引っかかるかもとか、誰かが文句を言うかもというだけだと思うんですよ。

この団地を設計した人は、広い屋根付き空間を店の前にわざとつくったはずです。それぞれのお店の活動がまちへとにじみ出すような工夫ですね。それなのに、完成後に空間を管理する人は「文句が出たら困るからにじみ出さないでくれ」と言っている。これは不幸せなことです。逆に誰かが「なぜにじみ出しがないんだ！ これだけの空間を用意してもらったのに机や椅子が出ていないなんてけしからん！」という文句を管理者に届けるといいかもしれません(笑)。

小泉　改装するなら、道に面している部分を全部開放できるようにして、そこに席をつくる。出入りが自由にできる場所にしたいなと思っています。

中野　縁側だ。

山崎　すべての店にそうしてもらったら、すごく賑わいを感じられますよ。皆、来るのが楽しくなると思う。店の中に誰がいるのかなと探るよりも、外にその活動がにじみ出ていたほうが、通りすがりに「やあ！」なんて言えるから、ここへ来る楽しみができますよね。

皆が中へ引っ込んじゃうと、見えなくなっちゃうんですよ。町工場とかもそうですよね。昔は室内が暑いし狭かったから、皆、外へ出てきて作業してたじゃないですか。それを地域の子どもたちがみて、「ものづくりの仕事ってかっこいいな」と思えたけど、クーラーができたことで、人が中に入り、シャッターを下ろしたままで、その奥でガンガン音がしているだけになってしまった。

中野　何をしてるかわからないね。

山崎　だから、就職しようという人も、継ごうと思う人もいなくなって、地域の外へどんどん出て行っちゃうんですよね。

中野　男子的には火花散ってたりしたらかっこいいと思うのにね。

山崎　燃えますよね。ギューンと磨いたりしていると、「うわ、すげぇ！」って。子どものうちからそれを見ていて「自分も大人になったらああいうことやりたい」みたいに刷り込まれていく。そういう関係性が、まちの環境に存在したんだと思うんですよね。だから、ぷリズムがやっている事業をこの団地に住む子どもたちが見て育っていくことって、すごく大切です。

小泉　子どももたまーに遊びに来るけどね。

中野　外にあるレンタルセニアカー▼7なんて、むしろ子どもがねらってますからね。ゴーカートより安いし楽しいから。

営利と非営利のバランス感覚

山崎　運営費用はどうなってるんですか。

小泉　喫茶の売り上げのみで運営してます。コミュニティカフェが使える介護予防の助成金ってないんですよね。厚生労働省にも聞きに行って探したんですが。

山崎　売り上げはどんな感じですか。

小泉　客単価が５００円前後で、お客さんの滞在時間が3～5時間になるんですね。だから儲けにはならないですね。

中野　価格がちょっと控えめじゃない？

小泉　これ以上高くすると注文がなくなっちゃうし、賞味期限もありますからね。

山崎　小泉さんはもともとスーパーにいたから、価格の感覚があるんでしょうね。

小泉　ほかより1円でも安く、みたいな感覚はありますね。

山崎　そういう人がこういうことをやると、すごくおもしろいことになりますね。コミュニティカフェやコミュニティビジネスをやろうという人たちは、もともと小売に近くない人が多かったりしますから。消費者感覚というか、いくらで設定すると、どれくらいの人がどれくらいの量を買ってくれるかという感覚がなかなか働きにくい——もちろん、僕も働かないんですが。その結果、始めたはいいけど、数年後には「やっぱり無理だ！」ということになってしまう。

中野 小泉さんは、もうちょっと安い材料を使えばいいんじゃない。

山崎 いいのを使っちゃってるんだ。

小泉 試食したら、やっぱりおいしいのを提供したくなる。いくら安くても、悪いほうを選ぶってできないですよ。

中野 小泉さんって、挙句の果てに「商売ってお金を儲けることを考えないとすごく楽しいですよ」って言うんですよ。「あんた、もうちょっと考えなさい」ってお客さんに怒られてる（笑）。

山崎 二宮尊徳が、経済なき道徳は寝言で、道徳なき経済は犯罪だ、みたいなことを言っていましたけど、まさにそのバランスですよね。「みんなのために」と経済なき道徳をやっていては、いずれ回らなくなる。でも、一方で経済性ばかりで道徳がなくなっちゃって、安い物を高く売るようになったら、それも違う。

中野 普通のカフェとコミュニティカフェは、目的が違うんだよね。

小泉 営利目的じゃないところがある。でも、継続させなきゃいけないから、そのへんで苦しんでるところが多いですね。

山崎 でも、営利をめざすのもいいんでしょうね。営利というのは、人件費とかを全部払ったあとに残った利益を、第三者に配当していくことでしょう。コミュニティカフェならその部分をなしに

▼7 **レンタルセニアカー** ぷリズムでは、4輪バイク型の電動車いすの一種「セニアカー」を4時間500円（幸せ手伝い隊会員は350円）で貸し出している。2013年に埼玉県シラコバト長寿社会福祉基金を受けスタート。

すればいい。基本営利をねらって、もし余っちゃったら、もう1回地域にどう還元するかを考えればいいわけですよね。

小泉 難しいのは、生活水準がいろいろあるじゃないですか。国民年金だけ受け取っている人が来やすいようにするには、少しでも安くしないといけない。

山崎 なるほどね。やっぱり、店舗の家賃を下げてほしいですね。こうやってコミュニティのことを考えてるんだから。

中野 行政の補助があったらいいよね。補助金じゃなくて、負担を減らすような。

小泉 助かりますね。

山崎 固定費はずっとかかり続けますからね。家賃はまけてもらえないんですか。

小泉 通常の家賃です。

中野 介護保険事業者の認定がないと割引されないんだよね。

小泉 うちは介護予防をめざしているので、高齢者限定にはできないから、認定がとれないんです。

山崎 もしくは、しないほうがいいわけですね。介護予防だからね。

中野 本当は制度が合わせてくれればいいんですけど。

山崎 団地としても、すごい売りになり得るのにね。ちゃんと事例として発信して「団地にはこういう使い方もあるし、こういうものがあるから地域の人たちが安心して住めるんです」としたほうが、宣伝文句としてもいいでしょう。

中野 実際、お客さんとの関係性がすごくいいよね。けっこうガンガン要望を言ってきたりするから、フェアだなと思って。小泉さんだから、安心して言ってるんだと思う。

小泉 「ここがあってよかった」と言ってくれるから、やめるにやめられないですよね。

山崎 信頼関係ができてるんですね。

中野 そうですね。小泉さんのからだに触ってくるしね。

小泉 アイドル歌手かなんかみたいに。

山崎 今日は、本当はお休みなんですよね。でもわれわれを迎えてくれるために、少しだけドアを開けてくれた。そのあいだ15分くらいしかなかったんですけど、「今日もやってるんですか」なんて、2組のおばあちゃんがご家族といらしてて。これは本物だなと思いましたよ。

小泉 日曜は休みだって言ってるのに。

中野 団地のなかでは、入ったことはなくても、たぶん知らない人はいないよね。

山崎 見てるわけですね。

小泉 「何だろう」ってね。ただ、やっぱり新しい人が入りづらい。常連さんが皆さん知り合いになって、1つの団体さんみたいになっちゃってるから。

山崎 どう乗り越えますか。あるいは乗り越える必要はいまのところないかな?

小泉 まだ途中ですが、3店舗目の計画に向かって進んでる最中です。

山崎 2店舗目というのは、隣の?

小泉 惣菜屋「ぷライス」[8]です。あともう1つ、子育て世代の人と高齢者を結びつける拠点をつくりたいんです。

山崎 その世代の人たちが、こっちに入りづらいのかな。だから新しいテーマを別の場所で、と。

小泉 高齢者の方に、子どもを預かってもらうようなしくみをつくろうかと思ってるんです。そのあいだ、若い人にはお惣菜屋さんで働いてもらう。それで、3店舗ワンセットでシャッター商店街にボンボンボンボン出すのが夢なんです。1ついい事例ができあがれば、出店させてくれるところがないかなと期待してます。

山崎 アイデアがどんどん湧いてきますね。やっぱり、スーパーで働いていたときと比べると違いますか。

小泉 ぜんぜん違いますね。いまは仕事してるんだかしてないんだか、よくわからない。お金にならないけど、本当に楽しくてしょうがない。家族からはたまったもんじゃないと言われますが（笑）。

中野 どっちかというと、小泉さんがお客さんに遊んでもらってる感じだね。

山崎 前は、生活を楽しくするためにお金を払ってスキーに行ったり、ゴルフをやったりしていたわけでしょ。それで残るお金がそんなに多くないんだったら、むしろ仕事自体はお金にならないけど楽しいほうが健全かもしれないですよ。日本の経済は回らないかもしれないけどね。

中野 そうは言っても、若い人たちの職場をちゃんとつくってあげないとね。働けないと、地域に住めないですものね。

山崎 それは大事なことですよね。地域の経済ってお手本なんですよね。グローバル資本主義が行きすぎちゃったといっても、共産主義をめざしたらそれも逆の方向に行きすぎちゃうことになる。そうではなく、中間経済みたいなものが地域のなかにあって、生活していくにはどのくらいの仕事が必要なのかというところを見極めながら、皆で仕事を分け合っていくようになるといい。

中野 そうすると、経済もある程度ローカルになっていきますよね。

山崎 そう思いますね。国の経済状況がどうなろうが、土地の値段が上がろうが下がろうが、里山に筍は生えてくる。それを使って、僕らが地域でどうやって楽しいことをやるか。

中野 コミュニティや文化のレベルにおいても、昔に戻るというよりは新しい地域をつくるということになり、さらに財政もそれを下支えするように、ある程度のローカル化に収束していく。それが一致していることが、すごく興味深いです。

楽しいことを入り口に

小泉 私だけでなく、幸手ではいろいろな人がいろいろなサロンやイベントをやっているんですが、地元の人にあまり知られていないんですね。それで「幸手には何もないよね」となっちゃう。だから、全部まとめて紹介して、足を運んでもらおうということで、2015年から「地域丸ごとアミューズメント」というイベントをやっています。

中野 もともといろいろな団体がいろいろな場所で散発的にやっていたものを、秋のシルバーウィークに合わせて開催して大きなイベントのようにしたんですよ。

小泉 そういうところに行けば、地域の人と交流をするじゃないですか。それで自分の居場所を見つけたり、友達が増えたりする。そうすると外に出る機会も増えるから、健康寿命の延伸につなが

▼8 **ぷライス** 何歳になっても働ける場所として、地域の高齢者などが有償ボランティアとして調理する、野菜を多く使った和食中心の健康にいいメニューを提供。小泉さんの妻が手伝っている。2010年、埼玉県シラコバト長寿社会福祉基金の助成によりスタート。

るという……ずいぶん遠回りな計画なんですけど。

山崎　いや、まっとうな手順ですよ。健康寿命を延ばすところに直接アプローチしても、そうはいかないので。

小泉　この企画の売りは、アミューズメント、つまり「遊ぶ」というところです。たとえば「ロールプレイング風見守りスタンプラリー」といって、独居の高齢者の方に首から地図を下げてもらって、4日間、日常生活をしてもらいました。地図にはスタンプの場所が書いてあって、プレイヤーは高齢者からその地図をもらい、書かれている店を回ってスタンプを集めるんです。小中学校に配らせてもらったんですが、あんまりうまくいかなかった。

中野　フィールドが広すぎちゃった。

小泉　結局、地図をもっている人にあんまり出会えなかったんだよね。

中野　そういう反省点もありつつ（笑）、ほかのみんなもいいことやっていたんだよね。「ミックスマーケット」とか。

小泉　障害をもっている人とそれ以外の人で、展示販売を別の機会にやるのが多いでしょう。それを「分ける必要ないでしょ」と言って、一緒にやっちゃえっていう取り組みです。

山崎　そのミックスマーケットを主催したのは「ハッピーマザーズ」という団体なんですね。

中野　そう。こういうことを、小泉さんだけでやったらつまらない。小泉さんが枠をつくってくれたけど、いろいろな人たちがそれに参加して、「こういうふうに地域はつながっているんだ」ということを見せるのが、すごく大事なんだよね。

小泉　そうですよね。「地域丸ごとアミューズメント」自体は、一応「埼玉健康と暮らしを支える市民勉強会」▼9の主催だけど、それぞれの企画は違う団体がやっているんですよ。みんな一緒にやりましょう、と。うちはうち、とグループに分けない。

中野 小さなまちでみんなが別々にやってもしょうがないからね。

小泉 行政機関もいろいろなところが協力してくれたんです。全体として市の高齢福祉課が後援してくれて、ほかにも社会教育課や市民協働課、社会福祉協議会が入ってくれています。

中野 小泉さんが、少しずつ少しずついろいろな取り組みをやりながら、行政との信頼関係をつくっていったんだよね。関わる人はあまり変わらないんだけど、それぞれが信頼関係をつくることによって、力が分散しないでまとまるんだよね。

小泉 そうですね。それぞれに〝コミュニティデザイナー〟がたくさんいるので。独立しているというか、みんな、どんどん進んでやるようになっている。いろいろなつながりが、どんどん、ごちゃごちゃに混ざっていくのがおもしろい。

中野 結局、地域にそういう信頼関係のネットワークがないと、ヘルスケアだけじゃなくて、いろいろな領域が困るんですよね。地域防災とか産業も。そういうネットワークを「一緒につくりましょう」という企画が必要なんです。これは本当に地域の宝なんですよね。だってヘルスケアだけが窓口だと、誰も来ない。

▼9 **埼玉健康と暮らしを支える市民勉強会** 地域包括ケア幸手モデルは、専門職の間では知名度があったが、幸手市民にはあまり知られていなかったため、小泉さんなど幸手の〝コミュニティデザイナー〟たちが中心になって2014年に勉強会を立ち上げた。

山崎　まちづくりとか言っても、やっぱりまちづくりに興味がある人しか来ないんですよ。産業も、学校教育や社会教育、防災も、全部窓口的なものと考えるといいかもしれません。そこを入り口にして、それぞれに興味のある人たちがさらに出会う。それで生まれるのが地域のソーシャル・キャピタル▼10なのか、ネットワークなのか……これが重要でしょうね。

小泉　いろいろな選択肢、入り口があっていいじゃないかと。

中野　そうそう。それに大人だから「楽しいから行こう」というやり方じゃないとね。妙に説教臭くても、行きたくない。そういうものをいっぱい集めるのに小泉さんが駆け回ってくれて、それがみんなの入り口になっているんだよね。

小泉　いろいろな種類のものを拾い集めて、それを発信しないと意味がない。

中野　住民が自分たちでやるのがいいですよね。行政は、かつては公共を独占していたけど、これからは逆に公共を構成する要素の1つになって、「一緒にやろうよ」というほうがいいんじゃないでしょうか。

小泉　最近は「こういうのをやってくれて助かります」と行政の人に言われます。

中野　そこまで言わせるか（笑）。

アウトカムは「居心地のいいまち」

中野　私たちがもともともっているのは、専門職のネットワーク▼11です。地元の医師会や、歯科医師会、薬剤師会、栄養士会とか、介護職や行政とか、支援を提供する側に関する情報はある。その使い道を知っているのは一般の人たちなので、上手に使ってもらうように考える必要がある。

もちろん、提供する側と受ける側という関係ではなくて、相互の信頼関係に基づいて、お互いに支え合うことのなかに専門職とか資源が巻き込まれるような、そういうイメージです。それを僕らは「ケアする社会」と呼んでいます。

そもそも「かわいそうだから助ける」ということではなく、誰もが病気になったり、障害をもったり、年をとったりするのに、いまそうでない人もいれば、たまたまそうなった人もいる。これは不合理なわけですよ。そういった不合理さを自動的に解消するようなバランス感覚が、地域のなかに文化として根差していくといい。そういうまちがいいまちなんじゃないでしょうか。

山崎　中野さんは糖尿病の専門医ですよね。糖尿病は生活習慣病なので、より地域と結びついていないと駄目だということもあるわけですか。

中野　糖尿病自体が生活モデル[12]で診る病気なんですよ。お医者さんって、ふつうは医学モデルで診るんですが、実際は病気には相互にいろいろなものが関わり合っていて、それを理解しないと患者

▼10　**ソーシャル・キャピタル**　社会関係資本。人々がもつ社会的なネットワークのこと。

▼11　**専門職のネットワーク**　埼玉県は人口10万対医師数が全国で最も少なく、とくに幸手地域には病院が少ない。この医療資源の不足を解消するため、中野さんは医師の立場からさまざまな取り組みを行なってきた。２０１１年には埼玉利根保健医療圏地域医療連携推進協議会が発足され、２０１２年に地域医療ＩＣＴネットワーク「とねっと」を稼働。いまでは2万人を超える住民の医療情報が集まって、病診連携や入退院調整、救急受診の効率化などに役立っている。

▼12　**生活モデル**　「病気を治すこと」が目的となる医学モデルに対して、「ＱＯＬ（生活の質）の改善」を目的とする考え方のこと。本人が抱える困難の原因を病気のみに求めるのではなく、環境などさまざまな要素が関わり合った結果であると考える。

さんを支えていけないんです。お医者さんだけでは到底無理だし、お医者さんが支えているなんて、とてもとても言えない。

山崎　一方で、社会資源――幸手の〝コミュニティデザイナー〟のような地域の資源に患者さんをつなぐ行為は、保険点数で評価されないんですよね。イギリスのGP[13]が行なう「社会的処方[14]」のように認められてはいない。日本では、医療ではない、世間話的な活動とされるのではないですか。

中野　いやいや、それこそがケアなんですよ。やっぱり診察室で私たちが把握したり充足したりできるのは、本人のニーズのごく一部なのです。万が一、病気が取り除けたとしても、その人のニーズ自体を充足できるわけではないんです。人は、まわりの人や物、インフラとか、文化とか、いろいろなものからケアを受けていて、それによって初めて充足できる。病院だけで完結できるわけがありません。

だからこそ、暮らしやすい、居心地のよいまちが必要なのです。地域包括ケアというか、最終的には「ケアする社会」のアウトカムというのは、「居心地のよいまち」だと思うのです。そう考えると、まちづくりがすべての基本になってくる。

山崎　おっしゃることにすごく共感します。いまの質問の意図は、仮に僕が病院の理事長だったとすると、スタッフが昼間に小泉さんのところへ行っていることをどう思うのかなという点なんです。

病院としては収入がほしいわけですよ。中野さんが診察室で患者さんを診て、「お大事に」と言うたびにお金が入るわけですよね。一方で、中野さんが小泉さんたちと関係性をつくって、患者さんに「こういうカフェがあるから行ってみたら？」と言っても、何も入ってこない。

これは病院としてはどうなんでしょう。志のある管理者がいるところはいいけれども、ほかの病院では、どう考えたらいいのか？　やっても、やらなくても一緒なんじゃないか。

中野　うちの病院も最初からそうだったわけではないですが、たまたまいい意味で変わり者（笑）の院長がおりまして、その院長がいるから私もいられる。ただ、院長とのそうした信頼関係も私たちがつくっていくべきものだと思うし、代わりの収入構造を別に用意しています。たとえば、菜のはなの地域包括ケア的な活動は、幸手市から委託を受けて行なっています。私自身、病院にいる時間は年々減っているけれど、収入は上がっているので、ちゃんと経営として成り立っているんですよ。一応、私、経営企画室もやってまして。

山崎　要するに、そういうことも考えなきゃいけないわけですね。

中野　そういうことも含めて、地域医療だと思っています。ただこれは、私が斬新なことをやっているわけじゃないんです。昔のお医者さんは、ちゃんとやっていたんです。地域で暮らして、地域の将来を心配して、下げたくない頭を下げたり、いろいろな人たちをつないだり、首長と闘ったり。でも、あまり語らないんですよね。語っちゃうとまずいものなのかもしれない。

山崎　語り口によっては、反発を受けるかもしれませんしね。協力してくれた人たちに、「あんたが地域をつくったわけじゃないでしょ」と思われてしまう。

僕も、若い頃に語り口で間違えたなと思うことが何度もありました。まちづくりというのはみん

▼13　**GP**　第2章脚注14参照。
▼14　**社会的処方**　第2章脚注15参照。

ながやっていることなので、「自分がやったからこうなった」と自負している、一家言をもった人たちがたくさんいます。だからコミュニティデザイナーが「こういうことをやったら、こうなりました」と語ると、「おまえがやったわけじゃないだろう」と言われてしまう。

中野 地域医療ができる医者というのは、ソーシャルワークができる医者だと思うんです。だけどそれは医者だけがやることではなくて、小泉さんも十分ソーシャルワーカーの機能を担っているし、ほかのコミュニティデザイナーもそう。そういう人たちがやっていることを総括して100％のソーシャルワーカーになる。その機能を何となく下支えするのが、「菜のはな」の役割なんです。

いろいろな人がいろいろなところで活躍されているんだけど、そこには多種多様な障壁がある。その壁を医療とか介護の、社会的なポジションが多少あるものをうまく活用しながら超えてもらいたい。

逆に言うと、彼らを応援する形をとらないと、これからの医療も介護も立ち行かなくなる。だから僕らは、住民を巻き込むのではなくて、住民にいかに巻き込まれるかを重視しています。

山崎 それはそのとおりですね。巻き込まれに行って、巻き込まれているあいだに「この人のために自分は何ができるか」と考えると、彼らにとってなくてはならない存在になれるんですね。

中野 私たちは、どうしても専門職の発想しかないですし、「医療にはこういうことができるんです」ということを普段からコミュニケーションをとったうえで発信して、ちょっと手伝って……という形がいいですね。

医療みたいな専門職って、使い方がよくわかっていないだけで、生活のなかにもっていくと結構便利なものなんです。そこのところは、地域の人たちに実際に使ってもらわないと見えないんですよね。

ネットワークというよりクラウド

山崎 それは医療やコミュニティデザインでなくとも、どんな分野も同じかもしれないですね。使ってもらうことで生きてくる。〝コミュニティデザイナー〟の小川清一さんが「すぎとSOHOクラブ」の里山再生活動でカヌーを作る技とか筍を漬ける技を披露してましたよね。そういう技は、自分1人でもっていてもそんなに楽しくない。むしろ技は分けたほうがおもしろい気がするんですよね。みんなから「師匠」って呼ばれたりするから。

しかし、それが技じゃなくて何か物に変わると、どうしても仕入れのお金がかかっちゃう。「技＋物」になった途端に、いくらかのお金を循環させなければいけない。それが行き過ぎると自動販売機で物を買うみたいなことになる。

「技」「技＋物」「物」だけ……とグラデーションのように幅があるなかから、それを提供する場を含めて、自分はどのあたりで地域の経済を回していくかということを選べばいいんですね。実際にはそんな堅苦しく考えていないけど、感覚的にみんなやりとりしている。

地域包括ケアシステムを図にすると、ただ「ネットワーク」と書かれて線を描かれてしまうけれど、その線にはいろいろな種類がある。情報のやりとりなのか、物なのか、金なのか……。簡単な1本の線だけで表現できるものではない。その線や矢印は何のやりとりを示しているのかが重要ですね。

中野 私の実家がもともとは酒屋なんですけど、やっぱり、お酒だけじゃなくて情報も売ってるんですよ。情報をもらったら、しょうがないから付き合いでお酒を買う人が少なからずいた。その代わり、今度は酒屋がいろいろ面倒をみたり。まちの電気屋さんもそうじゃないですか。

山崎　studio-Lがお手伝いしたプロジェクト[15]で出会った秋田県にあるスナックのママは、常連のお父さんたちが高齢で独り暮らしになったら、お昼にお弁当を作るサービスを始めたそうなのです。「飲みに来てくれればいいから」って。

中野　そこで帳尻を合わせるんですね。

山崎　昨日も、ある老健で話を聞いていたら、奥さんが亡くなって独りになった男性が「ふれあいカフェをやるんだ」と言ってたんです。「1人でやるんですか?」って聞いたら、昔飲みに行っていたスナックのママが手伝いに来てくれるんですって。

スナックではお酒を出してるんだけど、情報もかなり提供しているし、人間関係も構築している。だから、助けたり、助けられたりする関係が生涯続く。そういう個別具体の関係が地域をつくっている。地域包括ケアも、やっぱりそういう視点がものすごく大事ですね。

中野　だから、幸手では医療の専門的なケアも全部地域から始まるんです。いままでは病院に来ないと始まらなかったんですけど、僕らは全部をアウトソーシングしていて、地域のいろいろなところからスタートできる。そのしくみが幸手モデルなんです。

山崎　なるほど。地域包括ケアの教科書みたいなものを読むと、「ネットワークを構築するために」とか「社会資源の情報を」とか「○○会議を開催して」……とかいうけど、そうじゃなくて、こうやってダラダラとしゃべってるわけなんだ。

小泉　そんな難しいことじゃなくて。

山崎　言ってるあいだに、もう半分ぐらい忘れてるんだけど、もう1回「あのお母さんが……」とか言うと、「ああ、そうだ」と思い出したりすることが、じわじわとできあがって、あとあと学者の先生が見て、図を書いて線でつないだりして、「この人が核になってこうなっている」とか言うんだけど、実際の状況としてはこういう状態なんだよね。

「地域丸ごとアミューズメント」に出ていたいろいろな活動は、それぞれに中核になる1人か2人のキーパーソンがいるんでしょうね。このキーパーソン同士、団体同士がつながろうとする。ちょっと図にしてみましょうか（ノートを広げて描き始める）。

ちょっと手間がかかるけれども、誰かがつながりをつくっていく。小泉さんがやられているように、これは外からじゃなくて、中にいる誰かがそれをやるのがいいような気がする。

この人たちが何かイベントをやると、大きいところは大きいところなりに、小さいところは小さいところなりに人を集める力をもっている。こういう吸引力をもった人たちが、教育系、防災系といろいろな分野にいるんですね。

中野　環境とか文化、スポーツとかね。

山崎　イベントや活動をくり返すことで関係ができあがっていく。ネットワークのような図はよく出てくるけど、本当はクラウド（雲）なのかな。

中野　カオス的で、かつ流動的。如水的なんだよね。何か問題がポンと投入されたときには、水の

▼15　**年の差フレンズプロジェクト**　秋田市が迎えている超高齢社会のいまを探りこれからを考えるプロジェクト。「2240スタイル——時間を味方にする人生の先輩たち」という展覧会（秋田県立美術館、2016）に結実した。

図｜信頼関係のクラウド

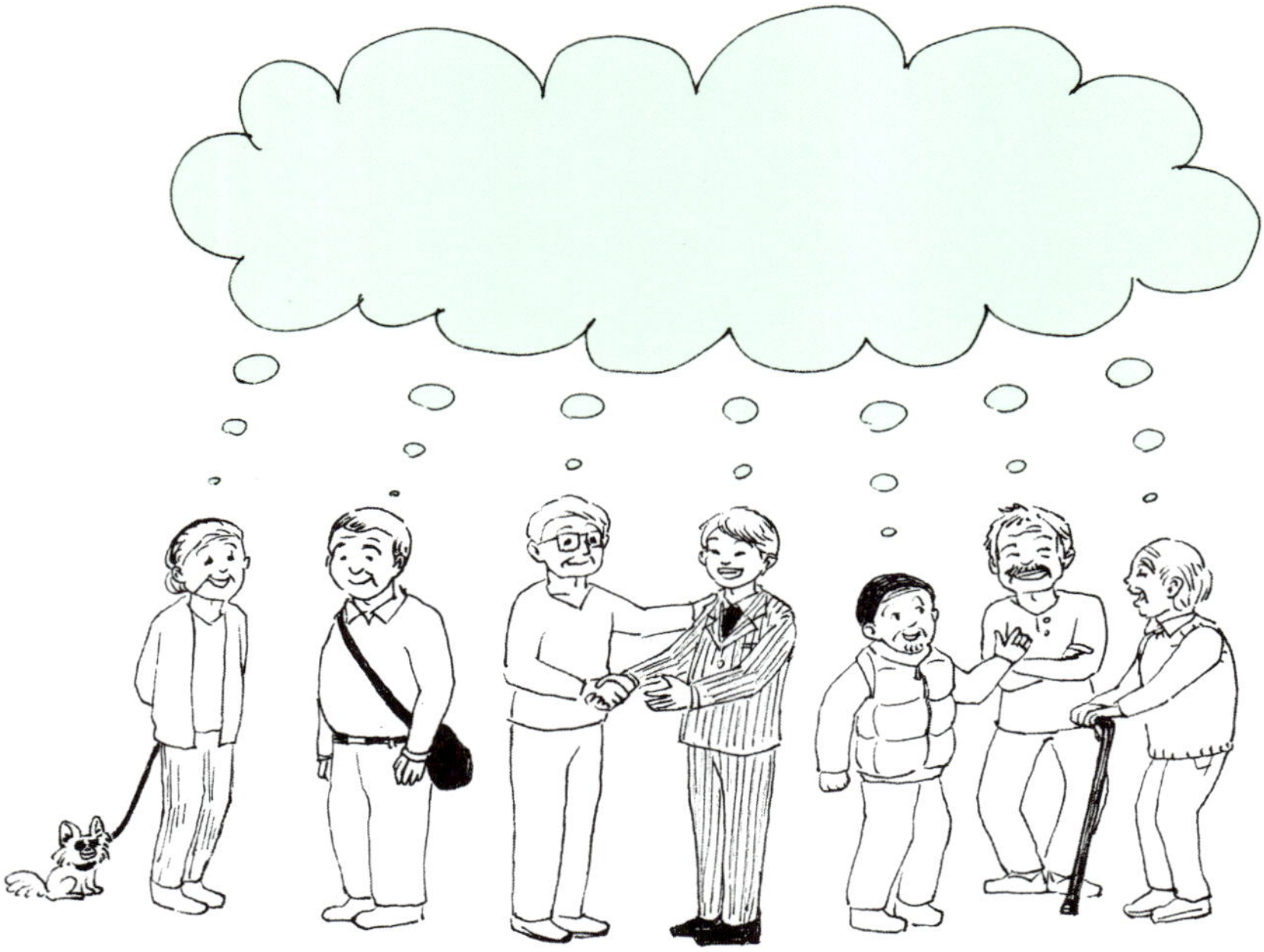

地域で活動するグループ同士がつながって信頼関係ができると、「クラウド（雲）のような何か」ができてくる。皆がそこに情報を上げ、逆に情報が必要なときはそこから引き出してくる。このクラウドがあれば、身近な人と信頼関係を結んで情報のやりとりを続けるだけで、いつのまにかより広い範囲でそれらの情報や関係性が共有されるようになる。

ように形を変える。でもちゃんと包み込むんだよね。それが、地域の共通の財産だと思う。

小泉 そうですね。1回つながると、そこから広がりがどんどんできるから。

中野 これが、ケアする社会なんだ。

信頼と情報の共有

山崎 このクラウドのような何かは、あまり意識しないでできるものだと思い込まれているんだけど、じつは各主体や、それを応援する人が意識してこういうところへ落とし込んで、「お互いにつながっちゃったね」みたいなことをくり返している。そのうちに「何か」ができあがる。

中野 その「何か」は、共感か信頼関係だと思うんです。

山崎 そう。いまの社会はあまりに分断されすぎて、地域にその「何か」やこのクラウドの土台がなくなっちゃったんじゃないかと思う。あるいは、古い形での土台、たとえば集団のなかの古い規範だったりする。だけど、「それはあんまり好きじゃない」と思う人たちが抜けていく。物理的には抜けられないので孤立していく。そうして「あそことは関わりたくない」という状態になっちゃったのを、もう1回、新しい形でつなぎなおしていくんですね。

別々に活動していたおもしろい人たちが、テーマ型[16]でいろいろ一緒にやっていると、次第にみん

▼16 **テーマ型コミュニティと地縁型コミュニティ** コミュニティには2種類あるといわれており、テーマ型は特定の興味や問題意識を共有している集団で形成される。地縁型は距離的に近い場所に住んでいる集団で形成される。

ながこのクラウドに情報をあげるようになって、新しい形がつくられてくる。情報がほしいときにはここからまた取り出してこれる。

中野 人は信頼があるところじゃないと情報は出さないですからね。

山崎 そう、みんなが信頼したらどんどんこのクラウドにデータがアップされていきます。

中野 私たちがヘルスケアの要素をここに載せると、みんなが上手に使ってくれる。私たちは、上手に使われるようになればいいだけの話なんです。

山崎 このクラウドだけつくりましょうと言っても駄目だろうし、クラウドなしで、地べたで個々の活動を一生懸命やっているだけでもだんだん疲弊してきちゃう。両方が大事でしょうね。

中野 このクラウドは、一時は守ってあげなければいけなかったり、もっとやりやすいようにこちらがバックアップして援護射撃をしなきゃいけない部分もある。こういうものは前からあったんですけど、僕らはコミュニティカフェで最初のつながりをつくって、そこからいろいろな分野に散っていった。私と小泉さんが同じことをやっても駄目なので、小泉さんはみんなと信頼関係をつくるほうをやって、私たちは行政とのやりとりとかを担当する。

山崎 それぞれに得意分野がある。

中野 それが、この4～5年ぐらいでやってきたことです。だんだんやり方がわかってくると、「なるほど。こうすればいいのね」ってなりますね。これはねらって仕掛けたんです。たぶん、そうなるだろうと思って。

こういうことを昔からやっている地域はあると思います。でも、幸手は現在進行形で、プロセスが目に見えるという点において貴重なのだと思います。

山崎　一気にこのクラウドをつくっていこうというのは無理な話で、いまおっしゃったみたいに試行錯誤でないと生まれてこないような気がします。

みんなこのクラウドのことは意識していなくて、「僕はあの人から情報をもらっている」と思い込んでいる。その人はまた別の人からもらった情報をほかの人に提供しているかもしれないのに。それをくり返していくと、じつは全体として信頼を基盤としたクラウドが育っている。ワールドカフェで、20分ごとに席を交換して話をしていたら、結果的に全体で考えが共有されていました、というのに似ていますね。あちこちでつながりをつくっていたら、全体的に自分たちが必要とする情報をストックしてあるクラウドが育っていたという感じですね。

このクラウドと呼んでいるものは何なんだろう。名前がまだない。パットナム[17]なら「それこそがソーシャル・キャピタルだよ」と言うんだろうけど……。

中野　私たちは、受け皿になるものはやっぱり共感と信頼関係だと思っています。意識する、しないにかかわらず。だから、少なくともそこからつくっていけば、「小泉さんが言っていることなら、そんなに外れていないだろう」くらいの気持ちで聞いてもらえる。そんなにガチガチじゃなくても、「悪い話じゃないな」と思わせるくらいでいいと思うんですよね。

私が言っちゃうと、きっと病院の経営のことを考えているんでしょとか思われちゃうので（笑）、そうじゃなくて身近な人、信頼できる人が言うことが大切なんです。小泉さんは、身近な人を助け

▼17　**ロバート・パットナム**（Robert D. Putnam, 1940-）　アメリカの政治学者で、ソーシャル・キャピタル（社会関係資本）の概念を提唱した。

るために私たちがもっている情報とか、ネットワークを使ってくれる。上手に「菜のはな」を使いこなしているわけです。必要なときに、必要な分だけ。

最後に「ありがとう」と言われるのは、私たちではなくて小泉さん。「いい先生を紹介してくれて、いい看護師さんを紹介してくれて、ありがとう。小泉さん」と言われる。そういうふうにしないと駄目なんです。

山崎　そのくり返しでいろいろな人が関わると、クラウドがすごく大きくなっていくと思うんです。するとそこから情報を取り出すときも、前に預けたより多くのものを取り出すことができるんですよね。

お金や物は、やりとりをすると増えたり減ったりするけど、このクラウドは預けて引き出すことを通して、結果的にどんどん増えていく。友達を人に紹介したからっていなくなるものでもないように。ゼロサムじゃない。

小泉　またさらに増えたりしますね。

山崎　うーん。このクラウドは何なんだろう？　与え合えば与え合うほど増えていくものであり、与え合えば与え合うほど楽しくなっちゃうものでもある。謎掛けみたいなものだな（笑）。

そば打ちを1人でやるだけではなくて、みんなに教えると師匠と呼ばれてうれしくなって、また仲間が増えていく。そこにお金のやりとりがなくても十分うれしいし生活の満足度が上がる、というものがある。だけど、そば打ちをやるときに、材料はお金を払わないと手に入らない。自分の儲けがなくてもいいとしたら、そば粉を買うお金だけ出してくれれば、さっき言ったような「大きな満足を伴う関係性」をつくることができる。

地域のなかでは、「お金をたくさん儲ける」必要はないけれども、「人を儲ける」とか「関係性を儲ける」というような「儲け」は大切になるでしょうね。それで生きている人もいるような気がします。ほとんど現金をもっていないけど、地域の人たちに助けてもらいながらうまく生きている人。

中野 川が流れているところで水車を回して、水車の部分だけでご飯を食べていくみたいなもんだね。

山崎 川は、エネルギーとしてずっと流れ続けてくれるわけですからね。

中野 水車が回っても、別に川をなくしちゃうわけじゃないしね。

山崎 昔は、そういうことをずっとやってきたんでしょうね。エネルギーにしても、水の流れをどう使うかとかね。

中野 問題なのはフリーライドできる人がいるということ。要は、お金でサービスを買える人。そういう人は、普通はここにあまり関わりたがらない。だからやっぱり、共感できたり、楽しかったりしないと駄目なんですよ。そうでないと、そういう人は関わってこないから。

小泉 「自分は東京へ行けるから大丈夫だ」みたいに言う人、いますからね。

中野 そうそう。そこでやっぱりデザインの力が必要だと思うんです。そこを立ち止まらせて、「いや、これはちょっと放っておけないぞ」と思わせるのは、デザインの力がかなり強い。あとは、すごく難しいことをやっているんだけど、それをわかりやすく伝えるのもデザインの力だと思うんです。すみません、本職のコミュニティデザイナーの前で偉そうなことを……。

山崎 いえいえ（笑）。

ケアの中心にあるのはソーシャルワーク

中野　デザインといえば、建築もやっぱり人の暮らしをケアしてくれていると思うんです。住環境が人に与える影響を考えると、コミュニティ・デベロップメント[18]の要素がある。

山崎　お医者さんも、昔、薬師《くすし》と呼ばれていた時代まで遡れば、必ず自宅へ行ったりして、住環境を全部みながら指導していたんですよね。牛舎と台所がこんなに近かったら菌が移動してくるから、この間取りはやめたほうがいいとか。高度経済成長期に家と病院が機能分化されてそのことが忘れられてしまったから、あらためてやり始めると、「あれはすごい」「新しい」みたいに思われたんだけれども、かつては当然のようにやっていたことでした。

建築家も実は同じなんですよ。昔は、生活全般のいろいろな相談に乗っていたはずなのが、だんだん機能分化していっちゃって、図面ばかり描くようになった。現場にろくに行かずに、そこに住んでいる人の話も1～2回聞いただけでね。だから公共建築になると、誰に話を聞けばいいかわからない、みたいなことになっちゃうんですよね。

中野　人の暮らしと建物を含むいろいろなデザインをトータルで考えれば、現代でもそういう発想ができるのかな。

山崎　そうですね。そもそも医療と建築の源流は同じなんですよ。遡るとイギリスの公衆衛生法ができた1800年代に始まっています。その流れの1つはいまのNHS（イギリス国民保健サービス）につながるような国民健康システムのほうに行って、もう1つは住環境を整えるほうに行き、シャフツベリー法という建築分野の法律ができて、それが建築基準法や都市計画法のもとになるんです。

中野 なるほど。もとは1つなんですか。

山崎 そうなんです。当時コレラがすごく流行って、1か月もしないうちに600人も亡くなったときに、下水道整備を訴えたお医者さんがいたみたいなんですよね。[19]

中野 抜本的ですね。

山崎 それ土木でしょう。「もう、駄目だ！」というので下水道を掘りに行くというのがおもしろいなと思って（笑）。いまならぜんぜん違う分野なんだけど、もとは一緒なんです。

ケアの世界は建物から病院まであるんですが、そのあいだにはたくさんの分野、職業がある。それらがハード面とソフト面から、人々の衛生とか健康とか、広い意味でのケアをどう実現していくかということをやっている。そのときに重要なのはソーシャルワーク的機能なんですよ。

中野 実は多様性ということが前提にあると思ってるんです。多様なものがあると、いろいろな問題の因果の連鎖が背景にあることがわかるし、何かひとつだけでは解決できない、みんなが当事者だということがわかるんですよね。

▼18 **コミュニティ・デベロップメント**（**community development**） 地域住民の生活改善や事業計画への参加を重視した地域社会開発の意。もともとは植民地開発のなかで生まれた用語で、発展途上国支援の文脈で使われてきたが、近年では先進国でも、地域活動を通じた住民参加の手法の1つとして用いられている。

▼19 **ジョン・スノウ**（**John Snow, 1813-1858**） 現代疫学の父といわれる19世紀イギリスの外科医。1854年にロンドンのソーホー地区でコレラが大流行した際、患者宅を訪問し発生状況と分布を調査、流行原因が汚染された飲料水にあることを突き止めた。産科麻酔の発展にも大きく貢献し、ヴィクトリア女王の第8子出産の際に世界初の無痛分娩を成功させた。

だから、問題がある人とない人という分け方ではなくて、多様な問題の連鎖をもった人々に対応していくためには、現状がいったいどういう状態にあるのかをはっきりさせることがまず必要なんです。それができるのがソーシャルワークなんじゃないでしょうか。そこがはっきりすれば、どの部分は医療で解決できて、どの部分が建築で解決できるのか、なんてこともみえてくる。

山崎　社会福祉の分野を知ると、われわれもすごく勉強になります。たとえばワークショップをやってみて、地域の人たちが「地域を元気にするには、パチンコ屋を呼んで来たらええんや」みたいな話をされたとき、慣れていないころは「いやいや、パチンコ屋じゃないでしょう」みたいなことをついつい言っちゃうわけです。でも、それじゃうまくいかないんですよ。

中野　なるほど、なるほど。お医者さんも言っちゃうと思うな。「パチンコ屋じゃない」って。

山崎　お医者さんや看護師さんが患者さんに「それ、駄目でしょ」って言うのと同じことを建築家もやってしまう。

中野　専門家という、同じ役割ですものね。

山崎　そうすると、結果的にその人はあまり満足できない感じでワークショップに来なくなっちゃったり、ワークショップ自体がうまく進まなくなっちゃったんですよ。

中野　山崎さんでも、そういうことがあるんですね。

山崎　ありました。それで徐々に、肯定しようとか、「イエス、アンド……」という話し方にしようとか、社内でいろいろ議論して、うまくいく方法を自分たちで編み出したと思っていたんです。だけどこのあいだ社会福祉士のテキストを見ていたら、ケースワークの基本的な原則として普通に「バイスティックの7原則」[20]に「非審判的態度」と書いてあって、「これじゃん！」と。要するにいい、悪いをこっちで評価するんじゃないんですね。どんな言葉も、さっき中野さんが言ったように背景にあるいろいろな生態系というか、因果関係によって出てきているので、パチンコ屋がいいかどうかという表面の話ではなくて、なぜそれがいいと思っているのか、というところへ入っていかなければいけない。

まさに生活モデルというか、その人の抱えている生活全体にどういうふうにアプローチしていくかというのが、われわれの分野でも大事なんです。それは名前なんかない、僕らが編み出した方法だと思っていたのに、何ということはない、70年も前からソーシャルワークの文献ではそんなことを言っていた。

地域包括ケアは「わがまちモデル」で

山崎 今回は情報量が多いですね。

中野 でも、まだ幸手の半分ぐらいしか話してないよ。コンテンツの話だけじゃなくて、ある程度緩やかなしくみの話が両方あって、幸手モデルなので。

僕たちは、地域包括ケアという言葉をあまり使わないようにしているんです。「ケアする社会を

▼20 **バイステックの7原則** アメリカの社会福祉学者フェリックス・P・バイステックが1957年に『ケースワークの原則』で示したケースワークの原則。❶個別化、❷受容、❸意図的な感情表出、❹統制された情緒的関与、❺非審判的態度、❻利用者の自己決定、❼秘密保持の7つ。

つくるんだ。それで暮らしていけるんだよ、幸手は」と。

山崎　地域包括ケアって、本当のところはそういうことを期待しているんじゃないでしょうか。地域包括ケアという言葉をつくったときだって、枠組みを示しただけで、内容は地域ごとに違うというのが、基本的な考え方のはずなので。

だから、幸手モデルというのは、すごくいい言葉だと思うんです。このモデルをみんなで真似してくれというのではなく、うちはたまたまこういうやり方をしましたよ、という感じで。

中野　「地域包括ケア」が打ち出されたとき、目標・目的をちゃんと定めずにプロセスの事例ばかり出しちゃったから、そのプロセス自体が目的かのように理解され、在宅医療、医療・介護連携、地域ケア会議を「行なうこと」ばかりにとらわれてしまうケースが多かった。何のためにやらなきゃいけないかという、目標をもうちょっと強調するべきだったのかもしれません。

山崎　その点は、わかっている人はわかっていたんですよね。

中野　わかっている人には、「え？　それってそんなに新しいことなんですか。いまさら？」みたいな感じだと思います。

山崎　新鮮に受け取った人たちは、「1つずつ、言われた手法をやってみよう」と一生懸命になっているんだけど、じつは手法はあまり重要じゃないかもしれなかった。でもそれは言いにくい。

中野　私たちは、どちらかというと新しいほうなんですけど、昔からやっている方々はもっともっと蓄積されている。ただ、そういう方々はほとんど語らないので。私たちはプロセスが見えるからわかりやすいけど、別にそんなに特殊なことをやっているわけではない。ほかのところでも普通にやっていることを、幸手ではいま一から積み上げているということだと、私は思っています。

最近困るのは、「幸手モデルって、要するに何？」と聞かれることなんです。これればかりはひと言じゃ言えない。

山崎 「要するに」という言葉は、僕も使っちゃうんですけど、じつは「要すれない」ことが多いですよね。むしろ「要してどうする？」と。だからいまの反応が正直でしょうね。語り尽くせないというか。

中野 空間を言葉で語るみたいな話になっちゃう。

小泉 「どこをしゃべればいいですか」みたいな。

中野 だから結局、パーツの話になっちゃう。でもそうすると、「幸手モデルの説明」にはならないんです。

山崎 それでは満足しない人がいますよね。そのなかから自分なりにエッセンスを構築してくれるといいんだけれども、「あなたがやった事例を聞いただけではわかりません」と言われる。

正直なところ、僕には事例を並べることしかできない。どれも全部違う事例だし、違う方々がやっている事例なので、それを統合させて「要するにコミュニティデザインとはこういうものです」とは言えないんです。講演などで、聞きに来てくれた人の多くが「要するに……」と言ってほしい顔をしていて困ったなぁと思うことがありますけど、要して伝わらないことは、無理して要しなくていいんだということを、いま感じました。

幸手にはたくさんのコミュニティデザイナーがいて、その人たちがお互いにつながりながらさまざまな情報を交換している。手伝い合っている。そのなかに医療や介護の専門家も入り込んでいる。そういう人々の集まりが、日々新たな情報を交換し、つながりを生み出している。

そのコミュニティに所属している人たちは、生み出される情報やつながりを適宜活用することができる。活用した結果、生まれた新たな情報やつながりは、またコミュニティに還元されることになる。こうした状況を下支えしているものはきっと「信頼」なのでしょう。

これらが絶妙なバランスで成立しているのだと思います。でもこうした状況を「要するに」と語ることは難しい。そう語ると嘘っぽくなる。だからそれでいいんだと思います。誰かに語るために活動しているわけではないのですから。誰のために活動しているのかは、活動している1人ひとりがちゃんとわかっているわけですからね。

本日はどうもありがとうございました！

〈2016年5月22日、埼玉県幸手市・元気スタンドぷリズムにて収録〉

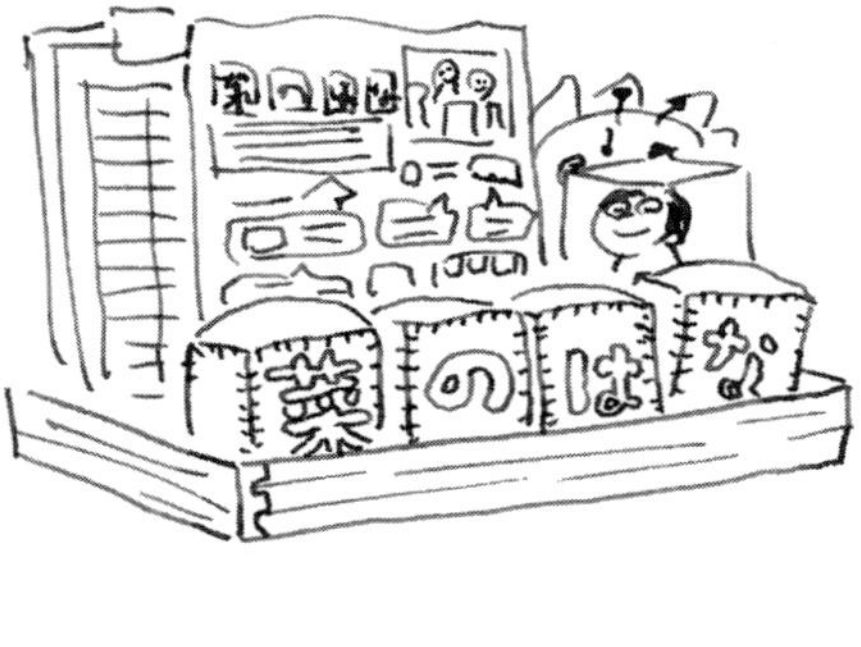

4 ケアするまちをどうつくるのか

雄谷良成さん
社会福祉法人佛子園　理事長／僧侶
×
西川英治さん
株式会社五井建築研究所　代表取締役／建築家

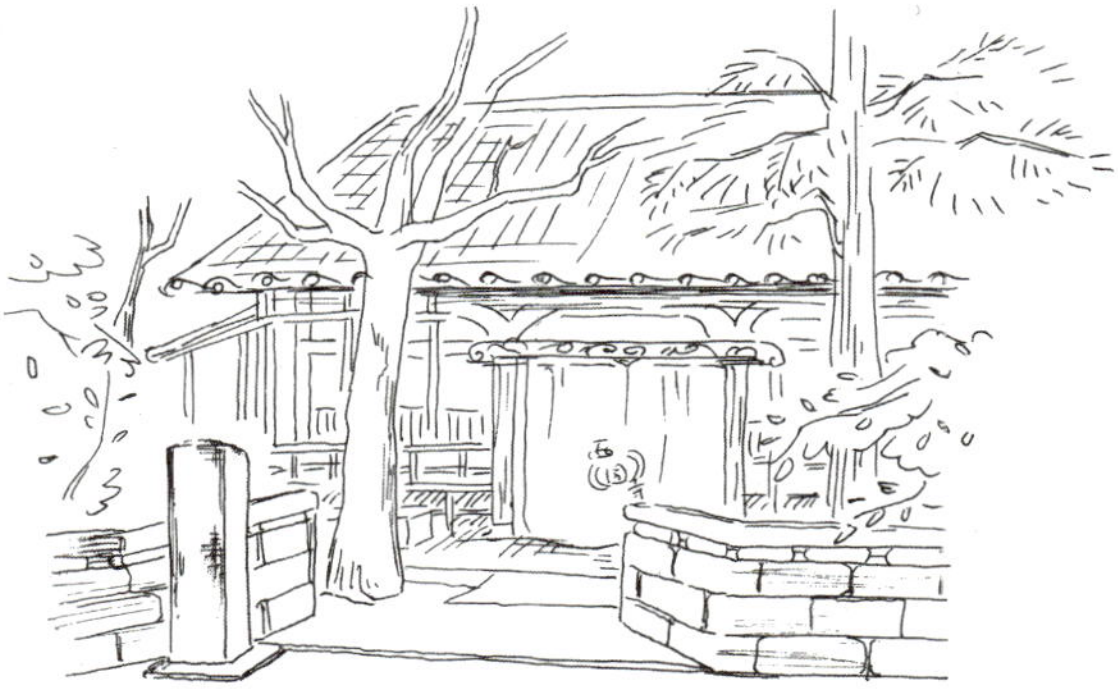

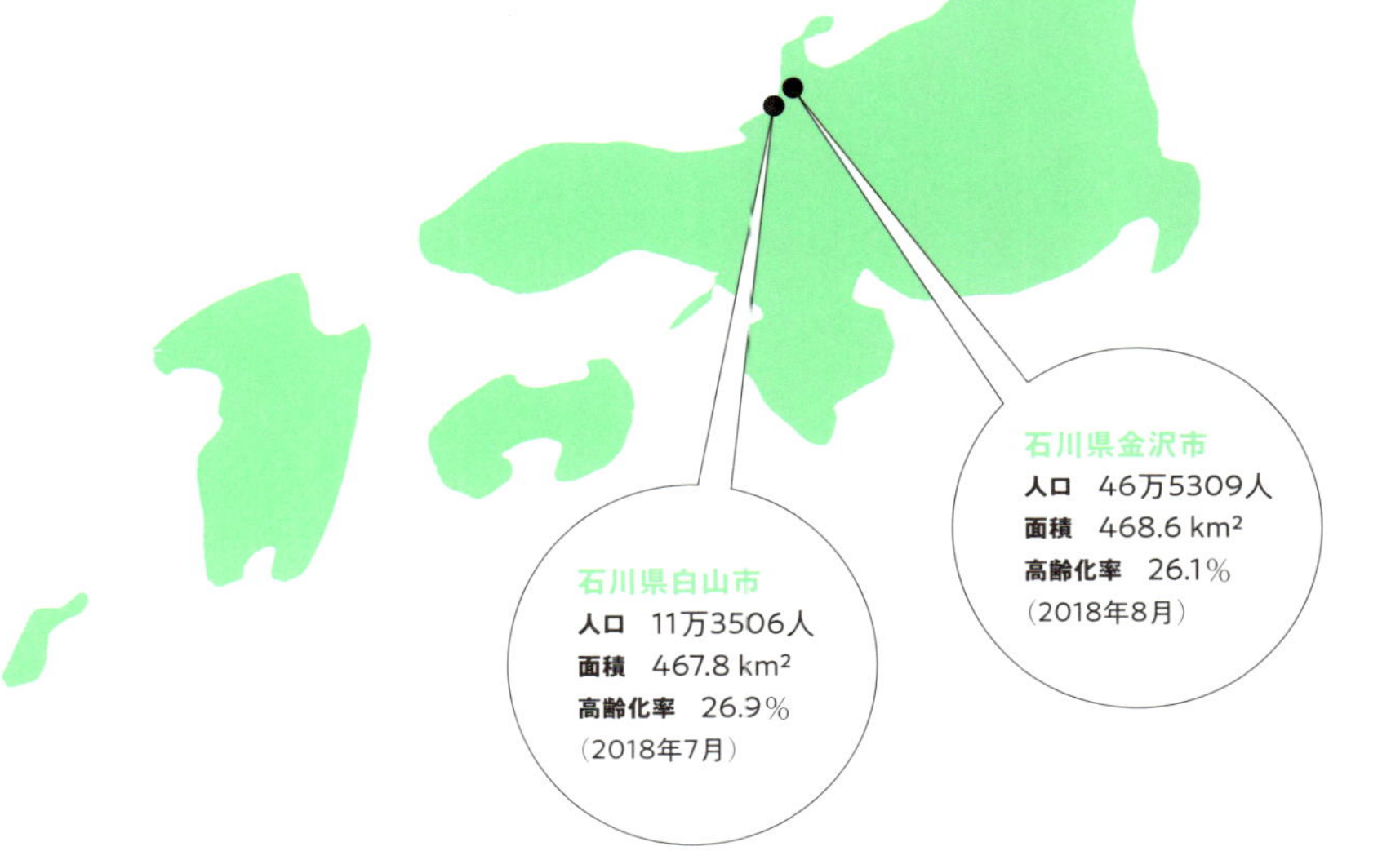

年齢も障害も出自も立場も関係なく、ごちゃまぜに暮らす。まちとは、本来そういうもの。

Share金沢、三草二木　西圓寺

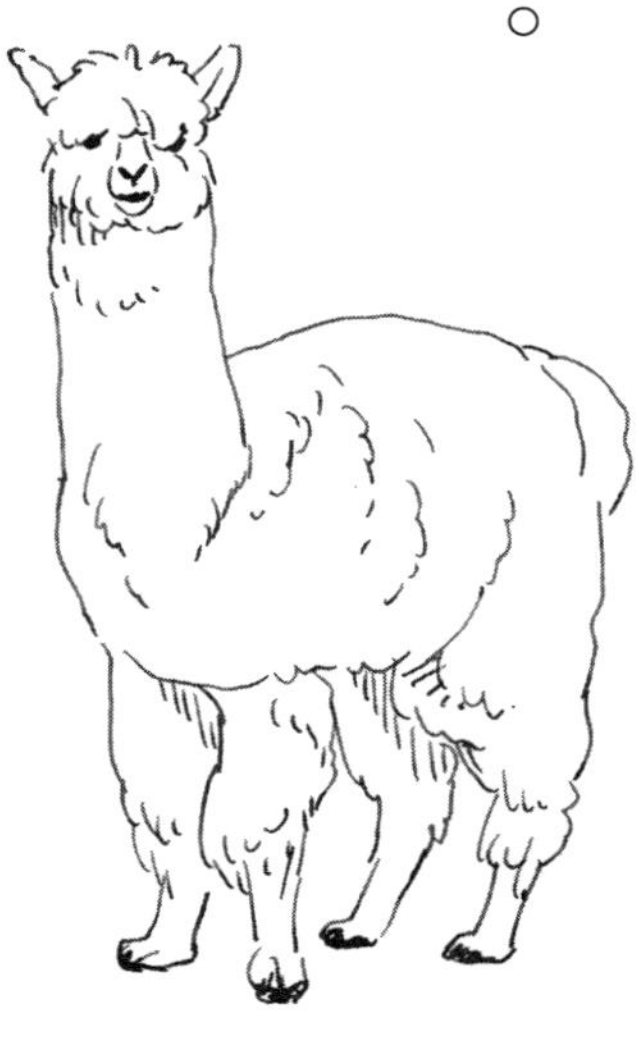

地域包括ケアが高齢者のみを対象に考えられてきたことは、「包括」という理念に反する。そんな気づきから、いま、「地域共生社会」というキーワードが生まれている。その特徴は、まず、高齢者だけでなく、障害者や生活困窮者、子ども・子育て家庭など、生活上の困難を抱えるすべての人々を対象にしていること。次に、縦割り型の公的支援の限界を認めたうえで、制度や分野を超えた包括的な支援がめざされていること。さらに支援の主体は公的機関に留まらず、地域のさまざまな団体や人が連携し合うことが想定されている。しかも、「支える側」「支えられる側」という関係性を超えて、互いに支え合うことが言われ、それらすべてが、「地域」を基盤として行なわれる。

ここでは、制度やシステムではなく、「地域」や「社会」をつくることが明確に呼びかけられている。

すでにある制度や関係機関の連携を主眼とした「積み上げ型」の理念である地域包括ケアに対して、地域共生社会は、理想とする社会のあり方を想定して、そこに向かう方策を考えるという「逆算型」の理念といえる。とはいえ、その言葉はあくまで理念的で、示されるところも曖昧だ。「理想的な社会」の具体像は、私たち自身で描く必要がある。

世の中には、大きな草、中くらいの草、小さい草、大きな木、小さな木、さまざまあるが、そのどれにも等しく日も雨も降り注ぎ、それぞれに成長している。そんな仏教のたとえ話を念頭につくられた多世代交流拠点「三草《さんそう》二木《にもく》 西圓寺《さいえんじ》」は、障害者の就労・生活支援施設であるとともに、高齢者通所施設であり、温泉施設であり、駄菓子や蕎麦を扱う飲食店である。廃寺をリノベーションした広い空間には、障害のある人もない人も、子どもも大人も高齢者もいて、ある種混沌とした雰囲気だ。しかしそのごちゃまぜの空間があることで、地域住民の間につながりが増えて出ていく人が減り、新しい住民が引っ越してきて、周辺一帯の人口が増え始めた。通所している障害者や高齢者は、互いに手助けしようとすることで機能回復につながっている。

これこそがまちの本来あるべき姿なのだ、と気づいた雄谷良成さんは、同じ理想を共有できる仲間とともに、今度は一からまちをつくってみた。金沢市の郊外に広がる「Share金沢」である。生活を支える商店や飲食店とともに、障害児入所施設、高齢者通所施設、サービス付き高齢者向け住宅、学生向け住宅、そして温泉施設。畑やアルパカ牧場もある。各施設は少しずつデザインを変えた低層住宅となっており、それらをつなぐのは人と動物しか通れないけもの道だ。設計した西川英治さんは、「ハードではなく生活の場面を1つひとつデザインした」と話す。2人は同様の手法で、ほかの場所でもまちづくりに取り組んでいる。

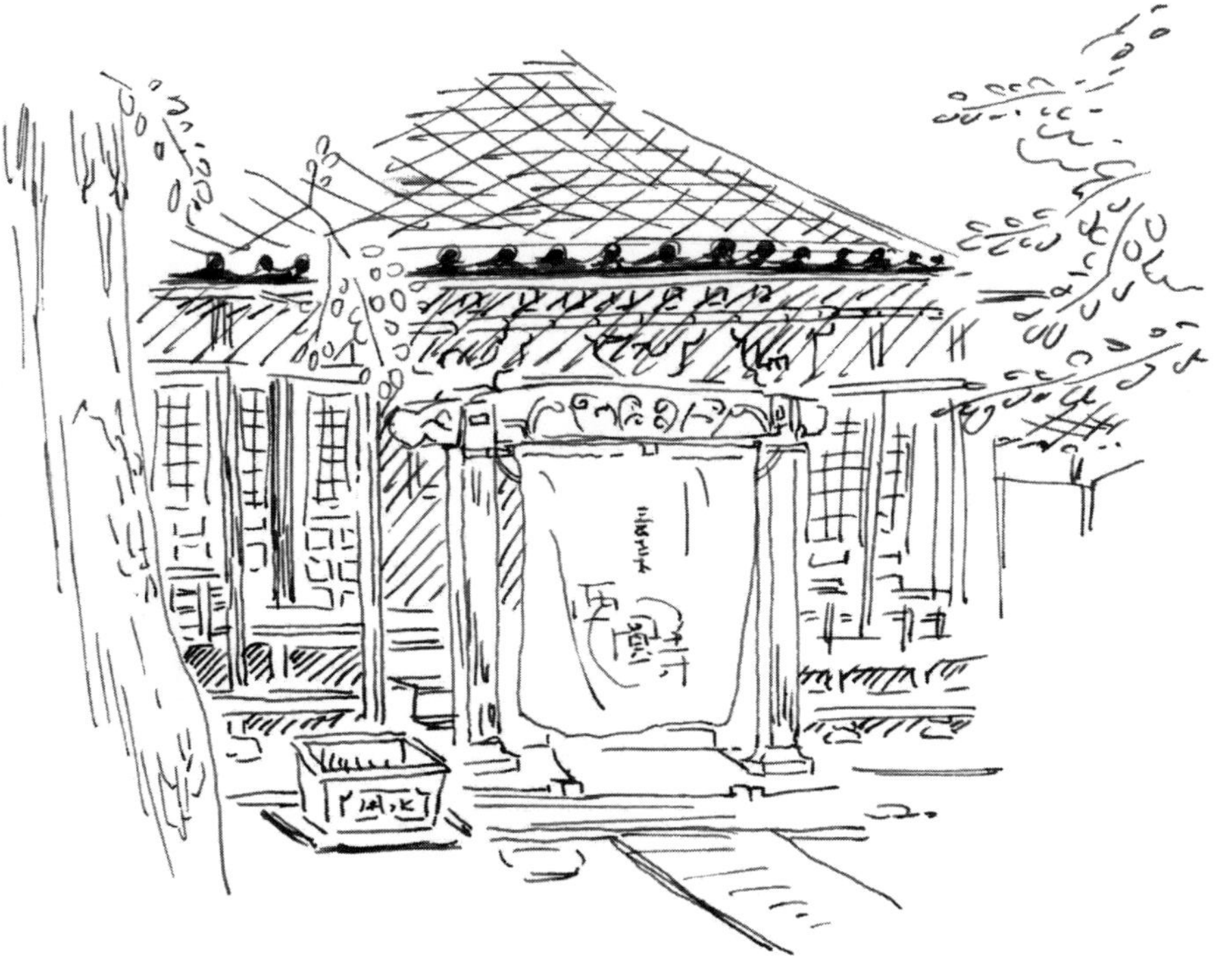

廃寺を活用した介護福祉と多世代交流の拠点「三草二木　西圓寺」

表｜社会福祉法人佛子園の事業

石川県内

地区	施設	事業
本部（白山市）	B's Support	相談支援
	B's Clinic	整形外科・リハビリテーション、まちの保健室
	B's保育園	小規模保育
	B'sこどもLabo	児童発達支援センター、放課後等デイサービス、保育所等訪問
	B's Net	在宅支援・地域生活援助
	B's Work	就労継続支援A・B型、生活介護
		GOTCHA!WELLNESS（地域密着型ウェルネス施設）
		KATOキッチンスタジオ（料理教室）
		B's Grill（配食サービス）
		883Cafe（カフェ）
		B's Flower（フラワーショップ）
		行善寺温泉・行善寺やぶ（そば屋）
		温泉・飲食
	B's Homes	グループホーム（12か所）
	三草二木 行善寺	地域密着型通所介護、訪問介護、障害者単独型短期入所
南加賀地区	星が岡牧場	障害者支援施設(施設入所支援、生活介護、短期入所)
	生活支援ネットBe星が岡ステーション	児童発達支援、放課後等デイサービス、相談支援、居宅介護、地域生活支援事業、グループホーム（7か所）
	ワークセンター星が岡	就労継続支援A・B型
	ワークセンター根上	就労継続支援B型、生活介護
	三草二木 西圓寺	就労継続支援A・B型、生活介護、高齢者デイサービス、放課後等デイサービス
	GOTCHA! WELLNESS KOMATSU	就労継続支援A型
金沢地区	Share金沢	障害児入所施設、就労継続支援A・B型、就労移行支援、生活介護、サービス付き高齢者向け住宅、高齢者通所介護、グループホーム（2か所）、居宅介護、訪問介護、学童保育
	S-Veranda	児童発達支援、放課後等デイサービス、相談支援
	エイブルベランダBe	児童発達支援、放課後等デイサービス、就労継続支援B型、日中一時支援
	キッズベランダBe	児童発達支援、放課後等デイサービス、就労継続支援B型、日中一時支援
	町家サロンむじん蔵	就労継続支援B型
	鬍鬚張魯肉飯金沢工大前店	就労継続支援A型・B型
	鬍鬚張魯肉飯イオン御経塚店	就労継続支援A型
石川中央地区	美川37（みんな）Work	就労継続支援A型（JR美川駅駅舎指定管理）、就労定着支援
	松任23（ふるさと）Work	就労継続支援A型
能登北部地区	Healing Bay Area 日本海倶楽部	施設入所支援、生活介護、就労継続支援B型 短期入所
	日本海倶楽部ザ・ファーム	就労継続支援A型　就労継続支援B型
	生活支援ネットBe日本海倶楽部ステーション	放課後等デイサービス、共同生活援助（グループホーム5か所）、相談支援、移動支援、日中ショートステイ
	輪島KABULET®	グループホーム、サービス付き高齢者向け住宅、短期入所、訪問介護
	B's Work輪島	就労継続支援A・B型、生活介護
	B's Work WAJIMAデイサービスセンター	通所介護
	B's こどもLabo輪島	放課後等デイサービス、児童発達支援

JOCA連携事業

宮城県岩沼市	IWANUWA WAY	被災地支援、地域創生
広島県安芸太田町	安芸太田 X3 PROJECT	地域創生
鳥取県南部町		地域創生
長野県駒ヶ根市		地域創生
大阪府摂津市		地域創生

2018年11月時点

海外

ブータン事務所	現地NPO法人とのコラボレーション、ブータン蕎麦の輸出、就労支援研修

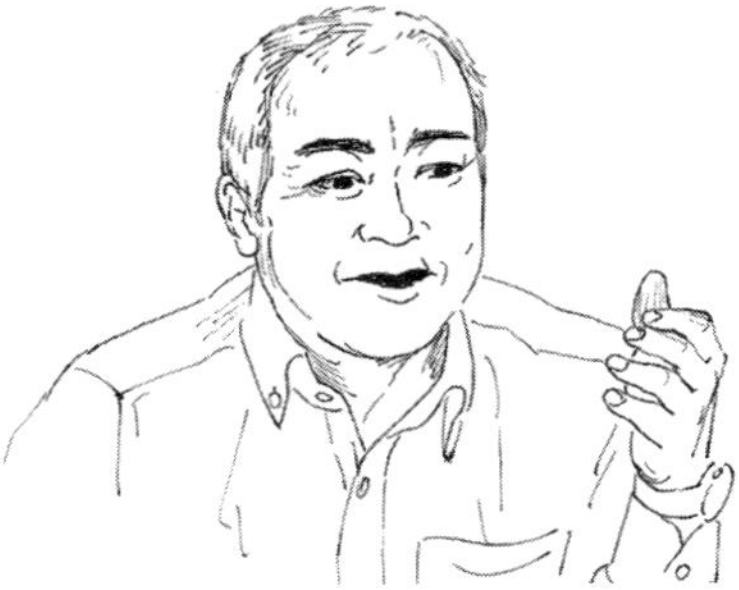

雄谷良成　おおやりょうせい

1961年、石川県生まれ。社会福祉法人佛子園理事長、一般社団法人生涯活躍のまち推進協議会会長、公益社団法人青年海外協力協会会長、日蓮宗普香山蓮昌寺住職。

1984年に金沢大学教育学部卒業、白山市で特別支援学級の立ち上げを行なったのち、青年海外協力隊員としてドミニカ共和国へ派遣され、障害福祉指導者育成支援等を行なう。帰国後、北國新聞社、金城大学非常勤講師等を経て、佛子園に入る。「星が岡牧場」「日本海倶楽部」などの障害者福祉施設等の立ち上げ後、廃寺を活用した社会福祉施設でありながら多世代交流施設でもある「三草二木 西圓寺」で、まちづくりの力に気づく。趣味は大型バイク。

西川英治　にしかわえいじ

1952年、石川県生まれ。一級建築士。社団法人日本建築家協会認定登録建築家。株式会社五井建築研究所代表取締役。石川県建築士事務所協会会長。

1975年に神戸大学工学部建築学科卒業後、1981年、株式会社五井建築研究所入所。2002年より同代表取締役を務める。

Share金沢にて、2014年グッドデザイン賞、石川県景観大賞、中部建築賞、2016年医療福祉建築賞など多数を受賞。その他にも、金沢商工会議所にて2015年中部建築賞、石川県デザイン展県知事賞、2014年金沢都市美賞、かほく市宇ノ気中学校にて石川建築賞2008年知事賞など受賞多数。

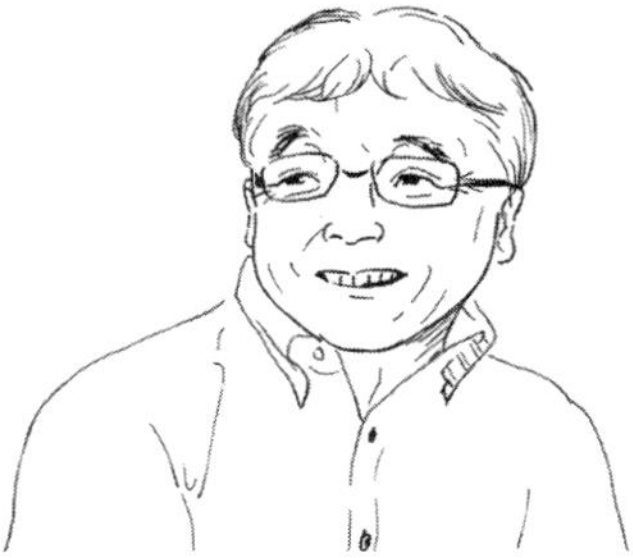

障害者福祉からまちづくりへ

山崎　今日は、日本版ＣＣＲＣ[1]のモデルとして知られるまち「Share金沢」（以下、Share）をつくった社会福祉法人佛子園の雄谷良成さんと、Shareを設計した五井建築研究所の西川英治さんに、お話をうかがいます。よろしくお願いいします。

まず、雄谷さん、佛子園がどんなことをやっているのか説明してもらえますか。

雄谷　石川県内を中心に事業展開してまして（表）、現在進行中のまちづくりは「B'sプロジェクト」と「輪島ＫＡＢＵＬＥＴ《カブーレ》®」の２つです。県外でも、青年海外協力協会（ＪＯＣＡ）[2]と連携して被災地支援や地域創生を行なっています。これ全部、西川さんとやってるんです。

B'sプロジェクトは、もともとお寺だった佛子園の本部を改装して、さらに周辺にコミュニティス

▼1　**ＣＣＲＣ（Continuing Care Retirement Community）**　アメリカで生まれた概念で、仕事を引退した高齢者が健康なうちから移り住み、医療や介護を受けながら活動的に暮らすまちのこと。日本版ＣＣＲＣは「生涯活躍のまち」として政府が推進している。

▼2　**公益社団法人青年海外協力協会（Japan Overseas Cooperative Association：ＪＯＣＡ）**　青年海外協力隊の帰国隊員が中心となって立ち上げられ、地域に根ざした国際交流・国際協力活動を行なう。２０１５年に、佛子園と「地方創生にかかる包括連携協定」を結んだ。

ペースをつくって、ごちゃまぜにしちゃおうという取り組みです。Shareもそうですが、世代や障害の有無にかかわらず、いろいろな人が集まって交わる場になるんです。

核となる「三草二木　行善寺《ぎょうぜんじ》」は就労継続支援A・B型と高齢者通所介護のある福祉施設ですが、さらに天然温泉とそば屋とマッサージ、カラオケもあります。この行善寺を囲むようにして、相談支援、児童発達支援、放課後等デイサービス、訪問介護や配食などの居宅サービスと、さらにグループホーム、クリニック、保育園などができています。

輪島KABULET®は、「漆に触るとかぶれる」ということから来ています。輪島といえば輪島塗だから。Shareもそうですが、輪島も「生涯活躍のまち」[3]の認定を受けていて、輪島市と佛子園とJOCAの三者で進めています。

このプロジェクトでは、まず青年海外協力隊の経験者が輪島に移住してるんです。募集をかけたらブワっと応募があって、30人も落とさなくちゃいけなかった。採用者は10人で、移住したのはその家族も入れて21人。プロジェクトを実際に企画・運営しているのは、この移住者たちと、もともと住んでいる人たちの住民自治組織なんです。

Shareは特定の地域に限定した「エリア型」のCCRCですが、輪島はまち全体に広がる「タウン型」になります。市街地にある空き家や空き地を全部、行善寺のように多世代交流拠点にして、まちじゅうに点在させていきます。後で話しますが、この取り組みのキーワードは「シェア」[4]なんです。

ほかにも、被災地の復旧・復興・創生として、宮城県岩沼市の「IWANUMA WAY」プロジェクトや広島県安芸太田町の中山間地域で「×3プロジェクト」を行なったり、鳥取県南部町や大阪府摂津市で地方創生を行なったりと、ＪＯＣＡと組んでまちづくりに取り組んでいます。

障害のある人が安全に暮らせる場をつくらなければならない

山崎 ちょっと待ってください。佛子園って社会福祉法人ですよね。どうしてこんな大規模なまちづくりをやってるんですか？　雄谷さんが経営に関わる前からこんな取り組みをしていたんですか。

雄谷 いえ、もともと、佛子園は障害者福祉をやってきた団体なんです。白山市にあった妙林山行善寺の住職が、戦災孤児を引き取って育てたことをきっかけに知的障害児の入所施設を始めました。その住職が私の祖父で、両親もずっと障害者福祉の仕事をしてきました。

山崎 じゃあ雄谷さんが継がれてから、いまのようなことをやり始めたんですか。

雄谷 そういうわけでもなかったんですよ。私自身、佛子園に入る前にいろいろなことをやりたく

▼3 **生涯活躍のまち** 日本版ＣＣＲＣ構想において、「東京圏をはじめとする地域の高齢者が、希望に応じ地方や『まちなか』に移り住み、多世代と交流しながら健康でアクティブな生活を送り、必要に応じて医療・介護を受けることができるような地域づくり」を行なうまちのこと。

▼4 **シェア（share）** 共有すること。従来は家族や友人間など旧知の間柄でモノや金、手間、時間を共有してきたが、近年では、インターネットの普及によって、初対面の人間同士がそれらを共有し合うという「共有する経済（シェアリングエコノミー）」が生まれている。旅行者を自宅に泊めるAirbnbや、移動したい他人を自家用車に乗せるUberなど、インターネットを活用したアメリカ発のサービスが有名。共有することをきっかけに新しい人間関係も生まれるとされ、その影響は経済に留まらず、新しい社会のあり方として注目されている。

て、特別支援学級の教員をしたり、青年海外協力隊に参加したり、新聞社に勤めたりしていました。

山崎　青年海外協力隊ですか。

雄谷　はい。ドミニカ共和国に行って、障害者福祉の指導者育成を行なったんです。首都にオフィスがあったんですけど、着いたらすぐ催涙弾を撃ち込まれた（笑）。

しばらくして田舎のほうに移ったんですが、そこには学校はおろか電気も水もなかった。それで学校の建設資金をつくるために、地元の人たちと一緒に土地を整備して、鶏小屋をつくったんです。鶏肉を売って、鶏糞で畑を育てるところから始めました。そうしたら、それまで貧しい暮らしをしていた人たちが収入を得て、自立できるようになったわけです。

山崎　それで「こういうアプローチもいけるんじゃないか」と思って、いまの活動につながるわけですか。

雄谷　そうですね、障害者福祉だけに限っていてはいけないんじゃないかと思いました。協力隊で出会ったドミニカの人たちは、貧しい暮らしをしていても人と人のつながりが強くて、障害のある人もない人も助け合って生きていた。日本は社会保障のしくみは整っていますが、そのような住民同士の強い結びつきがありませんよね。だから、そういった社会的なしくみと地域の力を結びつける勉強をしたいと思って、帰国して地元の新聞社に就職しました。そこで地域おこしなどの活動を6年くらいしてから、佛子園に入ったんです。

山崎　その当時は、佛子園はいわゆる普通の障害者福祉の活動をされていたんですよね。

雄谷　当時は実家に障害児施設が1つあるだけでした。だから入所していた子どもたちは大人になったら施設を出てグループホームに入ったり、軽度だったら就職したりするんですね。でもそこでひどい虐待を受けて施設に戻ってきたり、劣悪な環境でろくに給料も支払われないで働いていたりする人がいたんです。
僕は小学校の半ばまで、実家の施設で子どもたちと一緒に寝起きしていたんです。そうやって一緒に育ってきた家族やきょうだいみたいな人たちがそんな目に遭っていることがとてもショックで。障害のある人たちが安全に暮らせる場をつくらなければいけないと思って、新聞社時代に学んだノウハウを活かして、障害者支援施設「星が丘牧場」や能登に「日本海倶楽部」をつくり、さらに必要だと思う事業にどんどん取り組んでいったんです。
それがまちづくりに直接つながった感覚があったのは、2008年につくった「三草二木　西圓寺」ですね。

山崎　廃寺を再生して、いまは温泉になっているんですよね。

雄谷　温泉施設であり、社会福祉施設であり、コミュニティスペースです。ここで障害のある人や認知症のある高齢者やご近所の人、子どもたちがごちゃまぜになって過ごすうちに、それまで僕たちがどんなにがんばってもできなかった症状の改善や回復が起こってきた。さらに切れていた地縁がよみがえったり、近所の世帯数や人口が増えてきたりして、あらためてこういった取り組みの効果に気がついたんです。

山崎　それで次に取り組んだのが、Share金沢なんですね。

雄谷　西圓寺で起こったことを、意図的にやってみようとしたわけです。

「建築なんかなくてもいい」と施主に言われて

山崎　お2人のやってることは壮大すぎて、どこからどうやって聞けばいいのかな。まず、西川さんと雄谷さんが知り合ったきっかけは？

西川　Shareをつくるときに、取引先から紹介されて。まあ、普通の出会いです。でも初対面では、雄谷さんはあんまり口をきかなかったんですよ。

雄谷　じつは「一線を引いておかないと」と考えていたんです。西川さんの五井建築研究所は、石川県内ではトップクラスだから。僕は、大きい建築設計事務所に偏見があったんです。

というのも、1998年に「日本海倶楽部」をつくったとき、設計をほかの県内トップクラスの建築設計事務所にお願いしたんです。でも、自分たちの思いが消化できないまま進んでしまった感じがあった。何か提案したって、話も聞いてもらえない。それで、一緒になって考えたり、困難を突破してくれたりする人がいればなあと思っていたんです。

その経験があって、西圓寺をつくるときは地元の小さな工務店とやったんだけど、そこにはあの規模の図面を引く力がなかった。だから僕が鉛筆で描いたんです。「この角度だったら番台から入り口が見えないから、黙って温泉入られちゃうな」とか考えながら。おもしろかったですよ。

ところが小さな工務店では、使える建築資材などに限界があることがわかった。だから店舗リフォームをやっている会社にも入ってもらったんだけど、普通の商業施設とうちの物件では、見た目とコストのバランス感覚が違うから、やっぱりうまくいかなかった。そうこうしているうちに、西川さんを紹介されたんですね。

山崎　それでも雄谷さんは最初のころは一線を引いていた。西川さんにもその雰囲気は伝わってました？

西川　そうですね、反応は薄かったように思います。依頼をいただいたときは少し驚きましたね。計画を始めてからも、最初はいろいろありました。たとえばShareの計画段階で、僕ら40以上のプランをつくって出したんですよ。なかには、自分たちでもけっこういいなと思えるものもあった。だけど雄谷さんには、建築が主張しすぎると言われたんです。「はっきり言って、僕は建築なんかなくてもいいと思ってる」と。つまり、中身の問題ですよね。人はどうやって出会い、コミュニケートするかという視点がほしいと。

われわれ建築家は、どうしても象徴的な空間を「これが建築だ」と言いたくなりますよね。山崎さんはたぶんその考え方が合わなくて、いまの仕事をされてるんでしょうね。

山崎　横道に逸れることを許してもらうと、近代建築ってそうなんですよね。作者がきっちり主張しないといけない。

日本では、建築家は明治時代に大工さんと施主の間に無理やり入り込んできた人。だから何か役割を果たさなくてはいけないんですよ。そのために、「作品をつくることが近代建築である」という考え方で、バウハウス[▼5]などを援用しながら建築理論をつくってきたけれど、どうもその考え方に

▼5　**バウハウス**（**Bauhaus**）　ドイツの建築家ヴァルター・グロピウスらが1919年にドイツ・ヴァイマルにつくった総合造形学校。モダニズム建築運動の1つがここから始まり、20世紀の美術やデザインなどにも大きな影響を与えた。ナチスの圧力により1933年に解散。

モヤモヤする建築家が出てきた。かといって、それなら建築家なんて入れずに大工と施主でつくればいいというのも、違う気がする。ここで揺れ動いている建築家がけっこう多いんですよね。

西川　いまはそのようなことに悩んでいる人がかなり多いと思いますよ。僕も、仕事を通して雄谷さんにいろんなことを教えていただいたなと思ってます。

山崎　先ほど言っていた「建築の中身」に関することですね。

雄谷　西川さんは、最初はＵＦＯみたいな本館を用意してきたんですよ。『スター・トレック』▼6に出てくる悪役の宇宙船みたいなものが不時着して、高台から見下ろすという。「これは何なんだ」と聞いたら、客家《はっか》▼7の思想なんだと。

山崎　中国の、丸い共同住宅▼8ですね。

西川　初めからそういう案を出したわけじゃなくて、40案のうちの20番目ぐらいですよ。いろいろ試行しているうちに出てきた。形は客家土楼《どろう》ですけど、上からも下からも入れるようになっている。

雄谷　だけど客家土楼というのは、中の人を守るために、外敵が入れないようになってる建物なんですよ。大陸だと外から攻めこまれるから。

山崎　雄谷さんはなんでそんなに客家土楼について詳しいんですか。

西川　ああ、それは、雄谷さんは『パタン・ランゲージ』▼9を熟読されているから。

山崎　「パタン・ランゲージ」というのは、まちの要素ごとにパタン（原型）を示す言葉をつくって、それをつないでランゲージ（言語）にしていこうという試みですよね。まちや住宅を設計したり改良したりするときに、自分たちが取り入れたい項目を選んで並べていくと具体的な計画ができていく。言葉をいろいろ組み合わせると豊かな詩ができるように、パタンをうまく組み合わせれば美しい詩のようなまちができあがる――という考え方でできている。この内容が本当にすばらしい。

雄谷　今日も本を持ってきたんです。ふせんが付いてるのが、僕らがチェックした部分。いままでも使ってるんですよ。プロジェクトを始めるとき、打ち合わせの参加者全員にまっさらな新品を配るんです。それで、まちに必要だと思うパタンに印をつけてきてもらって、それをもとに皆で話し合って共有します。

たとえば、このなかの「ライフサイクル」や「世帯の混合」「住宅クラスター」「どこにも老人」「仕事コミュニティ」は、まちとして最低限意識すべきところだと僕は思う。だって見て。「何なの、これ！」って感じでしょう？「つながった遊び場」「動物」「個人商店」とか。「見えない駐車場」「おも屋」。おもしろい！

山崎　Shareには全部ありますね。ひょっとすると、考案者のアレグザンダー自身が設計したもの

▼6　**スター・トレック**（**Star Trek**）　1966年に放映開始した、アメリカのSFテレビドラマシリーズ。これまでドラマ以外にも、映画やアニメ作品も制作されている。

▼7　**客家**　中国の人口9割を占める「漢民族」のうち、独自の言語や慣習をもつ集団の1つ。華北から南方へ移住したと伝えられることから、移住者を意味する「客家」という語が呼び名となった。

▼8　**福建土楼**　客家土楼ともよばれる。客家などが山岳地域につくった円形や四角形の集合住宅で、1～2メートルほどの厚さの壁に囲まれ、入り口は1つしかない。血縁のある複数の家族が共同生活を送る住居。福建省西南部の土楼群は、2008年にユネスコ世界遺産に登録されている。

▼9　**『パタン・ランゲージ――環境設計の手引』**　クリストファー・アレグザンダーほか著（日本語版は平田翰那訳、鹿島出版会、1984）。1977年に出版され、建築のみならず、都市計画やソフトウェア開発、社会学にも影響を与えた。生き生きとしたまちや建物をつくるためには、それを使う人たち全員がそのプロセスに参加しなければならない、と呼びかけている。

よりも、パタン・ランゲージを実現しているかもしれない。

打ち合わせはキャッチボールか殴り合い

山崎　西川さん、雄谷さんがこの本を読んでいることがわかってから、設計方針が変わりました？

西川　そうですね。僕らは、雄谷さんが示してきたパタンの「象徴的な意味」から考えてみることにしたんです。そうしたらやっぱり、いま考えていることを全部崩さんと駄目やなと。

山崎　フレキシブルだ。なかなかできることじゃないですね。

西川　パタン・ランゲージは、まちのなかの生活の1つひとつのシーンについて書いている。だからハードをつくるというより、生活のなかの1つひとつの場面をつくっていくことが本当のまちづくりだと気がついたんです。ただしそのパタンをどうやって組み合わせるかが大きな課題でした。

雄谷さんは自分でけっこう図面を引くんですよ。僕たちは、雄谷さんがダーッと引いた線を具体的な形に落とし込んで検証しました。たとえば敷地内への引き込み道路。住戸の周りにある引き込み道路なんて最初はつくりたくなかったんですが、法的にはここに6メートル幅の道路が必要でどうしようもなかった。だけどこのまちには本来その幅の道路はいらない。それで雄谷さんは、「広い道とは別にけもの道をつくろう」と。僕は「けもの道は人工的につくったとたん、けもの道じゃなくなるんじゃないか」と返しましたが、車が入れない、人だけが通る道は確かに欲しかった。それで最終的には、この引き込み道路とは別に、けもの道的な歩行専用の小径《こみち》をつくりました。

雄谷　こういう、キャッチボールか殴り合いかわからないやりとりをうんとやっているとおもしろいんです。

山崎　なるほど、西川さんは、こういうことに延々付き合ってくれる社長だったんですね。

雄谷　お互いのプライドにかけて、じゃないけど。西川さんはそういうところがすごいんです。懐が深いというか。よくこんなど素人にいろいろ言われて、すべての技をくり出して受け切るよ。

山崎　西川さんにとっては「これだ」と思うプランを出すわけでしょ。それを駄目だと言われたら、「素人に何がわかる！」と怒っても無理はない。それなのに、40案目までずっと付き合い続けた。そのなかで、変わっていった部分もあったんでしょうか。

西川　そうですね。雄谷さんと付き合うようになってから、建築の本質を考えるようになり、事務所がいい方向に変わってきていると思いますよ。

山崎　それは大きいことですよ。事務所の仕事の仕方を外部から変えるなんて、普通できない。

西川　雄谷さんには高い志というか、理想があるからいろんなことを言う。それがよくわかるんです。実現できるかできないか僕にもわからないけど、一緒につくっていきたいと思わせるんですね。

Shareのときは、現場に入ってからはけっこうお任せいただいた部分もありました。おおまかな話は当然してますけど。

雄谷　基本的な考え方がゴールしてしまえば、あとはいいんです。そのあとにいろいろ言うと、それこそ「やかましい親父」になってしまう。

山崎　雄谷さんは経営者だから、その按配がわかっているんですよね。西圓寺に行ってそれがよくわかりました。現場を取りしきるセンター長に対して、理事長として言い過ぎないようにするとか、働く人たち同士がなぐさめ合う状態をどうつくるかとか、意識されている。

Shareのここを見てほしいなというおすすめポイントはどこですか。

西川　いちばんは、本館前の道路から住宅の脇を通って、真ん中に抜ける小径です。その径はもともとあった緑のなかを抜けるだけなんですけど。Shareは、できるだけ既存のものを残そうという考え方を基本にしてやっています。既存のものを取ってしまったら、このまちの魅力は半減しただろうなと思いますね。

雄谷　そこにあるのはヒマラヤ杉でしたっけ。僕のお寺のすぐ近くのお茶屋街にも古い松の木があるのですが、お茶屋の屋根がその松を避けるようにしてつくってある。そういう文化が金沢にはある。だからShareでもこのヒマラヤ杉を伐りたくないよね、と。「じゃあ、まわりをやっつけていくしかないんじゃない？」「でもこれやっぱり根や両サイドの木を切ったりしないと……」「間違って高いヒマラヤ杉が倒れたら惨事だよね」。最終的に西川さんが「僕がどうにかします」と。そうなったら西川ワールドになる。

山崎　だいぶ綿密に設計しましたか。

西川　綿密にというより、現場に何度も足を運び、相当考えましたね。

それから、敷地の端にあるレストラン（Cafe & Bar Mock）の裏に、大きな樹齢250年くらいの椎の木があるんですよ。最初は、これを象徴的に置いて、建物も道も全部そこへ向かうようにしようとしたんです。

雄谷　それを聞いて僕は「西川さんね、神聖な場所というのは、いきなりドーンと見えるんじゃなくて、探して行って、あれ？　ひょっとしたら……ていう感じで見つけるものじゃないの」って言っちゃった。

山崎　それ、建築史的にいうとモダニズムとポストモダンの対立です。象徴的なものに対して、正面から光を当てていくというモダニズムも間違いじゃないんです。とくにヨーロッパでは宗教観も影響していて、そうしなくちゃいけないことが多い。しかも、左右対称の建物を建てなきゃいけないことも多いんです。

それを乗り越えようとしているのがポストモダン。パタン・ランゲージもポストモダンで、雄谷さんはそっちを先に読んじゃってるから、神聖なものは隠したほうがいいという話になる。

西川　それを聞いて、要は、樹齢250年であろうと50年であろうと価値はそんなに変わらない、というのが佛子園の考え方だと気づいたわけです。1つひとつの木に命があるわけで。まあ、伐ったのもありますけど、できるだけ残した。椎の木のあたりは、けっこう周辺の空間と一体化した建物になってます。

山崎　気持ちいい場所ですよね。

西川　その椎の木とさっきのヒマラヤ杉があるあたりが、2つの対極みたいになっていますね。僕の案でかすかに残った部分はそれくらいじゃないですか。

雄谷　でも西川さんにはもう1つ残したい木があったんです。その工事は自腹でやった。

山崎　えっ、どういうこと？

西川　エンノキ（榎）というんですけど。本館に向かう道路をつくろうとしたら、大きなエンノキが危ないということがわかって、それじゃ駄目だと。そのエンノキがあることによって、隣の緑のエリアと輪をつくっていたんです。

雄谷　グリーンのトンネルがあるんだ。すごくきれいだった。

西川　これは残さんといかんということで、護岸工事のように石を組んで何とか残したんです。

雄谷　まだまだあるんですよ。たとえばキャンピングカーがある学生向け賃貸住宅▼10。あれは西川さんが息子さんと一緒につくった。

山崎　それ、震えるなぁ。

西川　僕はあれを施工までやった。うちの息子は高度の聴覚障害があるんですけど、大工をやっているんですよ。それで雄谷さんにお願いして、下請けとして雇ってもらいました。

山崎　具体的な空間で、工夫されたのはどのあたりですか。

西川　僕はハードをつくる役割ですから、どういうパーツの組み合わせでこのまちをつくったらいいかといったところは、かなり考えてきたつもりなんです。

Shareは基本的に、1・2階建ての低層の建物だけなんですね。大きなものは、全天候型スタジアムくらい。あれはやっぱり隠したいから、大きな森の手前にもっていきました。それから住戸の配置は、街並みが画一的にならないように考えていったんです。

それと、先ほども話しましたけど、この大きな道路じゃなくて内側の小径。住民は、本当はここを通るんだよという道です。その道がけもの道としてまちのなかをあちこちつないでいる。

山崎　そういう場所で住民の人たちは出会ったり、話したりするのでしょうね。

西川　そういったことを期待しながら配置しました。玄関やリビングは、全部その内側の小径に向いているんです。

雄谷　人の関わりや気配を感じる設計ですよね。別にべちゃべちゃしない、でも夜、灯りがつくと、あの子たちいるねとか、ごはん食べてるねとか、遠目に見える。

山崎　そこが気に入ったわけですか。

雄谷　技術的に、そこまでもっていってくれるのがうれしい。気持ちを伝えたら、ここまで真剣に画にしてくれる。そうしながら「この木は大切にしなきゃ」ということまで考えてくれる。僕が「もう、ここまではいいよ」と言っても、西川さんは「俺はもうやると決めたから」って。

山崎　僕もあんまりこういう設計はやったことないけど、相当めんどくさくないですか。

西川　まあ、めんどくさいとは、なかなか施主の目の前で言えないですけど。

山崎　普通なら、画一的なパターンをいくつかつくっちゃって、それをパズルのように組み替えていこうかなと考えるけれど、Shareはぜんぜん違う。手間がかかりますよね。

西川　でも、楽しかったですね。当時20数人いた技術職全員で割り振ってやっていました。

「目利き」になれる専門家を探せ

山崎　お2人のまちづくりはShare金沢から「生涯活躍のまち」に広がっていったわけですが、そのなかで、ほかのまちもこういう工夫をしたらいいんじゃないかと思うことはありましたか。

西川　いまやっている輪島のプロジェクトは、基本的にあるものを活かすという考え方です。市内

▼10　**学生向け賃貸住宅**　キャンピングカーの住居部分と、アトリエがセットになっている。金沢美術大学の学生などが、月30時間のボランティア活動などを条件に入居している。

には大体80くらいの空き家があるんですが、その空き家を含めて、地域の方々が維持しようとしている風景なんです。それをできるだけ壊さないでやっていきたいから、古いものと新しいものを組み合わせる。機能的には、どうしても何か付加しないと古いものは活かされないんです。付加しながらも、まちの風景をあまり変えないようにしています。

山崎　何も変えなかったら何も変わらない。何かそこに効果的なものを差し込まなくてはいけないのだけれど、差し込みすぎると、いままであったものがなくなる。このバランスを考えて設計する、ということですね。

われわれが考えていることも、すごく近いんです。コミュニティデザインというと、地域の住民をたくさん集めて、その人たちが言ったことをただやっているように見られちゃうんですね。でもそれではうまくいかない。7センチメートル角のふせんに書かれた住民の言葉を見て、これは伸びるアイデアだ、こっちは全国どこでやってもたいしたものにならないアイデアだというのを見極めて、どれを中心にもってきて、どれはちょっと外しておいて、どれからスタートしていくかということを判断する「目利き」にならないといけない気がします。

西川　それがたぶんプロの仕事じゃないですかね。

山崎　プロの仕事ね。うん、これはいいことを聞いた気がします。地域包括ケアのまちをつくろうと思ったとき、まちを具体的にハードとしてつくる人も必要ですよね。そのためにはどういう人を見つけるべきか、ケアの側の人もわかっていないといけない。

建築家も、何を残し何を新しくするかという目利きになったほうがいいですね。近代はタブラ・ラサ▼11というか、それまでの歴史や環境を断ち切って「世界中どこだって建築は同じ」という考え方で白紙状態から都市をつくり上げてきましたけど、それはやっぱり違うんでしょうね。

福祉や医療が「この人のすべてを治せます。ケアできます」と言うと言い過ぎだし、「建築が世界を変えられます」と言ったらおかしいし、コミュニティデザイナーが「私が地域を変えます」と言っちゃってもおかしいわけですよね。

雄谷　福祉も医療も、カバーできる範囲はわずかじゃないですか。残りの部分に西川さんとか山崎さんみたいな人がいるからおもしろくなってくるのに、福祉や医療が、さも「俺らが中心だ」みたいな勘違いは駄目ですよ。

山崎　アルパカが人を癒したり、障害のある人が高齢者の生きる支えになっていたり、そういうことが起こるためにはどこまで介入して、どこから介入しないのか。それぞれの専門家が考えていくのが大事なんでしょうね。

雄谷　佛子園のベースにある考え方で、行善寺や西圓寺の名前になっている「三草二木」とは、概念的にはそういうことなんです。

仏教用語で「どんな人でも成仏できる」ということですが、その解釈を広げると、太陽の光も雨も分け隔てして降り注ぐわけではないけれど、大きい木もあれば小さい木もある。高く伸びる草もあれば、大きく広がる草、小さい草もあって、皆それぞれに育ち方が違う。それは差別ではなく、最初からいろんなふうに育つようになっている。そうやっていろんな人が生きているから、皆で社

▼11　**タブラ・ラサ**　ラテン語で「何も書かれていない書字板」という意味。何もない、何も知らない、という白紙の状態のこと。

会を支え合って、皆が暮らしていける。

山崎 いい言葉ですね。ちょっと仏教の刀を抜きましたね。

雄谷 竹光だけど（笑）。

当事者になる、当事者とやる

雄谷 じつは、輪島にはＪＯＣＡのメンバーだけではなく、西川さんの会社のスタッフも移住してるんです。西川さんが給料払いながら。

西川 担当の若い社員です。「まちづくりをやるんだから、君はそこの住民になれ」と言ったら、本人もやる気があり「わかりました」と。もう輪島に住民票を移しています。

山崎 いままでも、社員をどこかに移住させたことがあるんですか？

西川 ないです。遠方の現場にしばらく住み込むことはありますけどね。彼は、そのあとも決まっているんですよ。青年海外協力隊に行く。

雄谷 行き先はブータンが有力です。

西川 もう外堀が埋められちゃってる。もちろん、本人もその気になっているんです。

山崎 完全に雄谷ワールドじゃないですか。鍛えられますね。

西川 彼の人生にものすごくプラスになると思います。どんなふうになって帰ってくるか、本当に楽しみなんですよ。

山崎 その社員の方は、具体的には輪島で何の仕事をしているのですか。

西川　輪島KABULET®基地の一員として、設計に限らずさまざまな仕事に携わっています。そうした環境において現地でいろいろな人と出会いながらまちを体感し、計画を考えていく。

雄谷　大変ですよ。輪島KABULET®のメンバーとして、配食サービスまでやっている。まだ事業が本格的には始まっていないから、交付金とかいろんなものを使いながら稼ぎ頭になって、ブランディングも含めてやろうとしてます。

山崎　それはすごくおもしろいですね。僕たちも、新潟県十日町市で似たようなことをやってもらったんです。

地域の人とたちと一緒に何度もワークショップをやったんですけど、そのメンバーのなかに何人か建築家がいたんです。話し合いの結果、皆で集まれる場所がないことが課題ということになった。だから古い建物を市が2棟買い取って、リノベーションすることにしたんです。その設計をプロポーザル方式で公募したら、僕たちが選んだのがたまたま建築家の青木淳[12]さんだった。

それで、「われわれがコミュニティデザインで進めてきたやり方を、建築の設計でも活かして、いままでと違うやり方にしてほしい」と伝えた。そうしたら青木さんは、通常のやり方をひっくり返すことを提案してくれたんですよ。

通常は、設計は東京でやって、施工の段階で現場事務所にスタッフが住み込んで監理します。だ

▼12　**青木淳**（**あおき　じゅん、1956～**）日本の建築家。磯崎新氏に師事し、1991年に青木淳建築計画事務所を設立。ルイ・ヴィトンの日本国内外の店舗や、青森県立美術館を設計

けど今回は青木事務所の若いスタッフ2人を設計の段階で現場に住み込ませて、地域の人の話をとことん聞くことから始めたんです。そして、願わくばワークショップに参加していた建築家たちにも青木イズムをわかってもらって、施工の段階になったらその人たちに現場監理を任せ、最初の2人は東京に戻ってもいいんじゃないかと。そういう常駐の前後を逆にするという提案をしてくれた。すごく新しいなと思っていたんですが、輪島でも、いま、同じような方法でやられているんですね。

西川　そうです。計画が始まる前からまちに送り込んでいます。こちらでは設計から現場の施工監理まで全部やります。

雄谷　これからは若手が頑張るわけですからね。僕は、柔軟性というか、自分たちの分野以外の価値を認める能力が五井建築研究所の進化だと思う。

西川　若いスタッフが頑張ってやってくれていて。

山崎　ボスがそういうことを許さなければ、そうはならないわけですから。

西川　ありがとうございます。建築家の村野藤吾が、「建築は99％は施主のものだ」と言っていましたね。残り1％に村野を出すんだと。これはいい言葉で、最近、僕もほとんど1％で勝負しています。

雄谷　こういう言い方するでしょ。

西川　いや、本当にそうなんですよ。

山崎　だから長く続くんですよね。

雄谷　僕らのプロジェクトの考え方も同じなんですよ。自分たちのことを「オーシャンズ4」[13]と呼んでる。次はこんなことやってやろうって、悪だくみしてるみたいなものだから（笑）。メンバーは、僕と西川さんと、デザイナーの下田武夫さんと、もう1人は温泉を掘るプロの市山勉さん。この4人がベースになっていて、たとえば輪島なら、副市長の坂口茂さんと商工会議所会頭の里谷光弘さんがオーシャンズ特別メンバーになってます。

山崎　5人目のオーシャンズにその地域の人がなるわけですね。たしか、「アーキテクトファイブ」という建築家たちが同じ考え方をしていましたね。建築家は4人しかいなくて、最後の1人は施主なんだとか。

ときには細部から始めてみる

雄谷　今度は違う角度の球を投げていいですか。2012年から白山市でやっている「美川《みかわ》37Café（みんなカフェ）」では、JR西日本北陸本線の美川駅をカフェにしたんです。

これも西川さんの会社にお願いしたんですけど、デザインがなかなか固まらなかった。もう出てくるもの、出てくるもの駄目。建築の人間が考えても、福祉の人間が考えても駄目だったんですね。だから、「駅ってなんだ?」というところから考えた。そうしたら、「駅は椅子だ!」とひらめいた。待合なので椅子なんです。それで、僕がいつもバイクで行くところに、すごく雰囲気のいい椅

▼**13**　**オーシャンズ11**　2001年公開のアメリカ映画。スティーブン・ソダーバーグ監督、ジョージ・クルーニー主演。泥棒で詐欺師のオーシャンを筆頭に、さまざまな得意分野をもつ11人の犯罪のスペシャリストたちがチームを組んで、ラスベガスの金庫破りを計画・実行するクライムアクション。

子があったので西川さんに紹介しました。1脚30万円の、ヨーロッパのビンテージの椅子です。「座るということを大切にしよう。そうすると主役はわれわれじゃない。家具だ」となった。そこから、その椅子に合ったデザインをつくってもらったら、一発でできた。

山崎　今度はプロダクトのレベルから始めたわけですね。

雄谷　建築でも福祉でもない、家具が現場を引っ張った。さっき医療とか福祉、建築が中心だと思っちゃいけないという話をしたけど、やっぱりそれだけでは行き詰まっていくんです。

西川　雄谷さんならではの発想ですよね。そのあたりの目の付け方は、ちょっとほかの人には真似できないんじゃないですか。

山崎　そうですね。雄谷さんは、そもそもどうしてこの駅に関わることになったんですか。

雄谷　美川駅は、以前は本当に荒れ果てていて、白山市のコミュニティプラザが併設されていたんだけど、もうとにかく大赤字だった。白山市は、この赤字を何とかしたかったんですね。それで佛子園に話が来たんです。

本来、「駅」ってすごく利便性があって、高齢者も障害者も、皆が集まるのにもってこいのところ。いまは、電車に乗るわけじゃないのに朝の10時から来て、日本酒飲んでるじいちゃんがいる。その隣には、学校に行けないけど家にもいられないという女子中学生が座っている。美川駅を集合場所にしている障害者のサークルがある。車いすで電車に乗って「美川駅に行くとなんか癒される」って言いながら、人気者の職員の出待ちなんかしてる。地域のおばちゃんたちも駅として使いつつ、ギャラリースペースに展示したり。いろんな人が集まってきてる。

山崎　駅舎のリニューアルにかかるお金は市が出したんですか？

雄谷　リニューアルも全部、借金してうちが出してます。そうしないと満足できるものにならないから。中途半端なことをやったって駄目、本気でやるからいい。その代わり、できあがったあとはずっと駅舎の管理を委託してもらっています。社会福祉法人が駅の指定管理事業者となるのは全国初なんですよ。

山崎　運営費はどうなってるんですか？　販売とかもやっているんですか。

雄谷　カフェだけです。あとは、就労継続支援の助成金でやっている。

山崎　市から助成金が出るけど、利益の上澄み部分が出たらちゃんと回してもいいよということですね。行政のお金ではビンテージの椅子は置けませんしね。

雄谷　そうですね。駅の椅子だから不特定多数の人が勝手に座るわけだけど、いまもきれいなもんです。誰も壊さないんですよ。

山崎　いいものは何となくわかるから、皆が丁寧に使うんですよね。

西川　そうなんです。いま座っているShareの椅子もビンテージなんですよ。

所有から共有へ意識を変える

雄谷　輪島市のプロジェクト名の輪島KABULET®というのは、実をいうと「シェアリング認証システム」のことなんです。

具体的に何をシェアするかというと、たとえば時間や人手。病気や障害で重いものを持てなかったり、独居だったりと、実際には人の手を借りることが必要でも、要介護認定を受けていない人は、介護保険サービスではサポートできないでしょう。そういう人たちの情報を集める一方で、時間が空いていて、ボランティアをしてもいいよという人たちを集めて、マッチングする。

これを住民組織がやることに意味がある。独居の男性などに多いんだけど、自分の意思で介護保険サービスは受けたくないという人に、「まあまあ、仲間で一緒にやりましょうよ」とか、昔から近所に住んでいる人たちから言ってもらうんです。

空き家問題もシェアリングで解決できます。対策をしようとすると、持ち主は「俺は困ってないし」とか「年に数回帰ってくる親戚が使うんだよ」みたいなことを言う。その住民の意識を所有から共有へと変えていく。そうしないと輪島は救えないということがわかってきた。

「年に2回くらいお祭りに来る息子たちが空き家を使うんだったら、それ以外の時間はほかの人に貸し出して、自分たちも潤うしくみをつくりませんか」と話している。たとえば、お試し移住の人の宿泊場所に使う。「生涯活躍のまち」という法的な認定をされれば、旅館業の届け出をしなくてもすぐに始められる。いまは、行政のしくみも進化しているんです。

エコカーを使ったライドシェアなども同じです[14]。要らないものを皆で交換しようということもあるでしょう。それを、住民主体でやるんです。いま、SNSではすごく行なわれているけど、輪島では、昔やっていたように顔の見える間柄で、助け合いのシステムを導入しようとしています。

山崎 昔、長屋に住んでると、小さい子どもがいる親が子どもをご近所に預けて買い物に行って、帰ってきたらちょっとしたものをおすそ分けして「ごめんね、ありがとう」とか、よくやってたでしょう。そういう関係を、もう一度復活させる。

復活させなきゃいけない時代になっているんですよね。そういうライフスタイルを知らない、そんなこと人に頼んじゃいけないんじゃないかと思っている若い人たちが、いま、いっぱいいる。お醤油が足りなくなったら、コンビニに走るのが当たり前になっている。それも便利だけれども、「お醤油を借りることがあってもいいよね」ということを、生活のなかで、社会が若い人に教育していかないと、この人たちが高齢者になったときにものすごく困ることになる。

雄谷　いま「じゃあ、何をシェアする？」と皆で相談してるんです。けっこうこれがおもしろい。住民自治を考えるにはいいツールなんです。

山崎　その話し合っている人たちは、何人くらいいるんですか。

雄谷　地域の班長さんやボランティアとか、輪島KABULET®の連中や西川さんの会社の若手社員を含めて、会議にはだいたい30人くらいが来ています。シェアし合うのはご近所の約200世帯を核として、多くてだいたい3800世帯。この人たちは、もともと自治会や班といった意思決定組織をもっているので、そのなかでやる気のある人が話し合いに参加している。

山崎　核となる30～40人くらいの人たちで、最初はちょろちょろっとシェアし始めるんでしょうね。やっている間に、反対していた人たちもいつの間にか混ざっていて、徐々に200世帯に、いずれはもっと広がっていく。

雄谷　西圓寺の経験からいって、その輪を3800世帯に広げていくのはそんなに難しくない。あっという間に行くんです。ただし、市街地の人口1万2500人全員というのは、地理的・歴史

▼14　**ライドシェア**　個人が所有している自動車を使い、他人同士で「相乗り」すること。

的な事情があって、ちょっと難しい。

でも、もうそういう確執はもうなくなってもいいんじゃないかなと思っています。「温泉の1本くらいは掘らなきゃいけないかなあ」とか、まちの人も言っています。だんだん変わっていくといい。歴史を改革するのは、実は認知症や障害のある人など、社会的排除を受けやすい人たちかもしれない。

山崎　昔のことは忘れて、「あれ？　何かあったっけ？」みたいに言いながら交流したりして。これが本当の認知症（をきっかけに）フレンドリー（になる）シティかもしれないですね。

他分野の仲間と、相互介入できる信頼関係をつくる

山崎　雄谷さんは、本業がシェアではないし、もちろん都市計画でも、建築家でもない。だから『パタン・ランゲージ』（鹿島出版会、1984）や『シェア』（NHK出版、2010）▼15のように、いろいろな本を読んでアイデアを取り入れている。

でも、同じように本を読んでいる人はたくさんいるはずです。シャッター商店街の話だって、知識としてはもっていてコンセプト図を描いたりもする。だけど、実行に移せない。語弊があるかもしれませんが、「よく語るけどできへんやん」という人はたくさんいる。

そういう人たちと雄谷さんが違うのは、西圓寺やShareの経験と実績から、温泉を核にして何年か続ければどれくらいの人が確実に来るかわかっていること。最初反対していた人だって変わってくると実体験できている。なおかつ、青年海外協力隊の経験者で、「移住しようぜ！」と言ったら

手を挙げるような人たちのネットワークをもっていて、実際に動かすことができる。

それぞれに役割があるんだろうと思います。世界中の事例を集めて整理して紹介してくれる人。事例から法則を見つけ出して汎用性のあるしくみを提示してくれる人。そして、事例やしくみを熟知したうえで、目の前の現実に対して必要な事業を生み出す人。雄谷さんや西川さんなどオーシャンズ4の方々は、事業を生み出す人たちであり、そのなかにもまたそれぞれの役割があるわけですね。

違う役割を担う人たちが1つの事業を生み出そうとするとき、ほかの役割を担う人の視点で事業を見直すことが必要になるということを、雄谷さんと西川さんのやりとりを見ていて強く感じました。雄谷さんがパタン・ランゲージを建築外の視点から読み込むこと。西川さんが福祉事業について福祉外の視点で想像してみること。お互いに相手の領域に少し入り込みながら一緒に考えるからこそ、そこに大きな力が宿るんでしょうね。

そのとき重要なことは何か。きっと信頼関係なんだと思います。専門外の人が少し専門をかじったくらいでいろいろ言うわけですから、ともすれば「素人に言われたくない」と腹を立ててしまうかもしれない。でもそこに信頼関係があれば、感情的なことは横において事業の成功に向かって協働することができる。

▼15 **『シェア――〈共有〉からビジネスを生みだす新戦略』**（NHK出版、2010）レイチェル・ボッツマン、ルー・ロジャース著、小林弘人監修・解説、関美和訳。シェアリングエコノミーの誕生から発展を追い、それがつくる社会を提示しベストセラーとなった。

僕たちはすぐに「医療施設や福祉施設をどうつくるか、どう運営するか」ということを考えがちですが、そこには専門分野の違う人たちが相互介入する協働が必要となるわけですから、まず考えるべきなのは「信頼関係をどう構築するか」ということなのかもしれません。ましてや、さまざまな意見をもったまちの住民と進めるまちづくりや地域包括ケアの実現においては、事例やしくみも必要ですが、それ以前にどう信頼関係を構築するのかということが大切になるような気がします。

われわれはコミュニティデザインの実践を通じて人々の信頼関係をどう構築するか、つながりをどう生み出すかということに取り組んでいます。地域ぐるみの医療や福祉の実現に向けて、微力ながらわれわれが取り組むべきこともありそうだなということを実感した次第です。

今日はどうもありがとうございました。

〈2016年6月13日、石川県金沢市・Share金沢にて収録〉

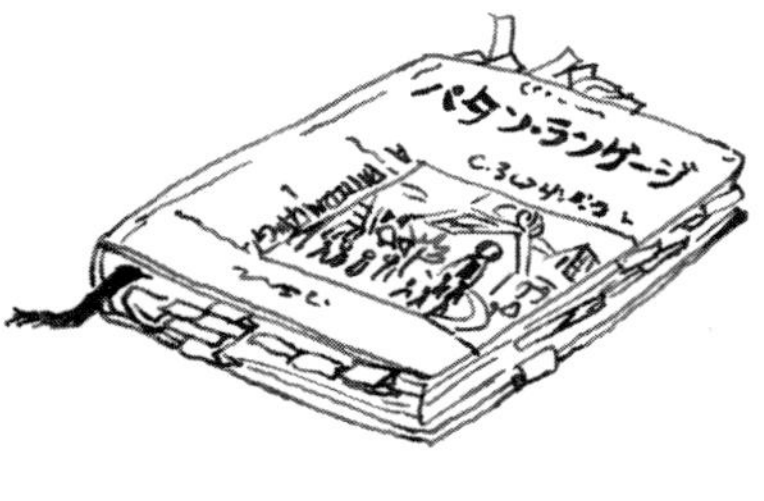

5　ケアとデザインの再会と深化

山崎　亮

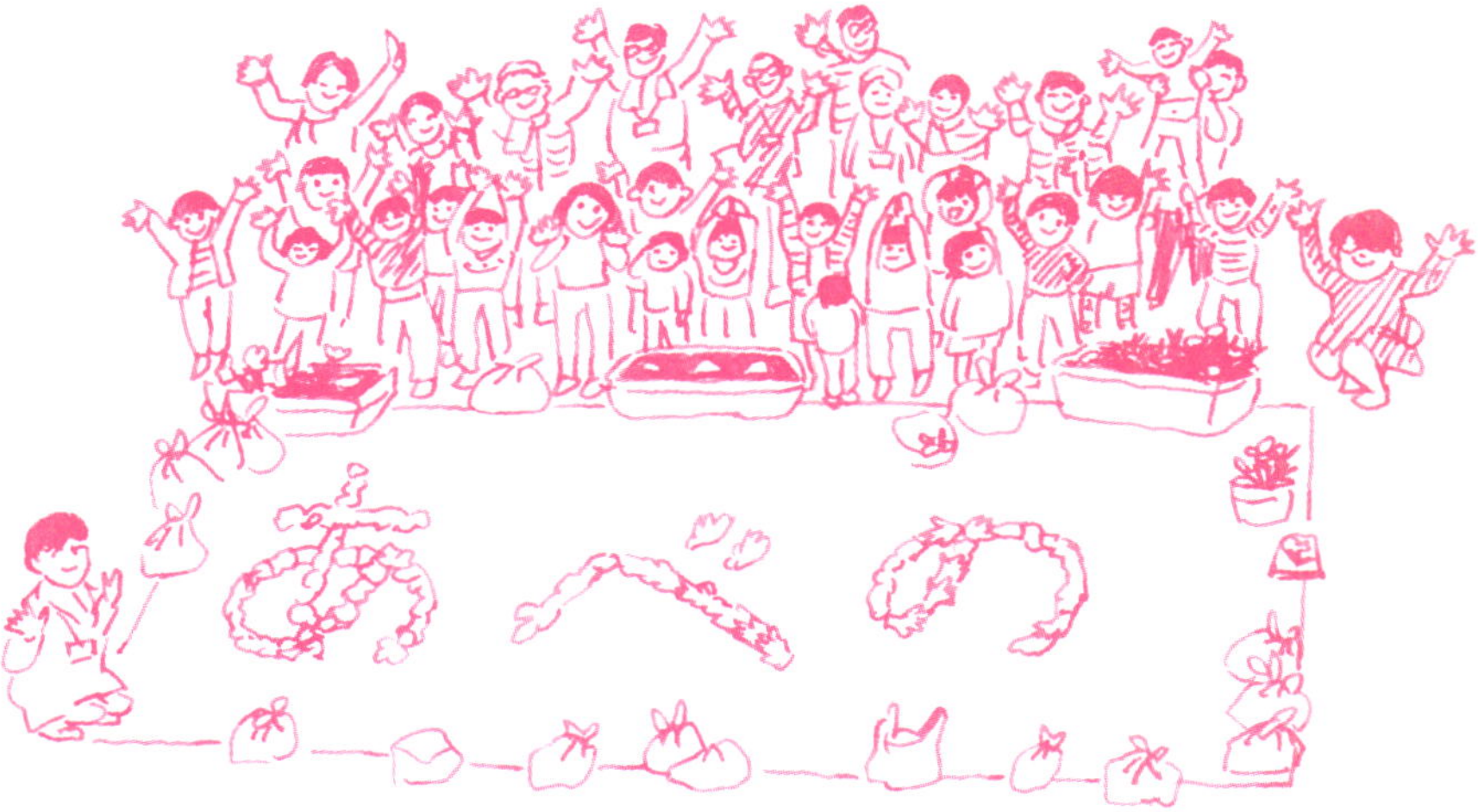

地域包括ケアは、まちづくりにケアとデザインを組み込むこと

初めて「地域包括ケア」という言葉を目にしたとき、「ケアがまちづくりに近づくんだな」という印象をもった。個人をケアするだけでなく、地域を包括的にケアするわけだから、きっと手法としてはまちづくりに近くなると感じたのだ。そうだとすると、われわれが携わっているコミュニティデザインの観点からも地域包括ケアについて考えておいたほうがよい。

コミュニティデザインとは、地域の人たちとともに地域の未来をデザインする行為である。コミュニティを「まち」、デザインを「つくり」と訳せば、コミュニティデザインはまちづくりに近い行為ということにもなる。実際には、コミュニティデザインが携わる事業はさまざまであり、なかにはまちづくりというほど大きな規模でないことも多い。地域住民とともに公園の設計を考えたり、商業施設や宗教施設のなかで市民活動団体が活動できるようなしくみをつくったり、市民参加型でひとつのアート作品をつくったりする。これらはいずれもまち全体を考慮しているものの、直接の対象としてまちをつくっているわけではない。もちろん、まち全体の総合計画を住民とともに考えるといった規模の仕事もあるが、それらはコミュニティデザインの事業としては一部である。

そこで、われわれは自分たちの仕事をまちづくりと呼ばず、「コミュニティとともに何かをデザインする行為」としてコミュニティデザインと呼ぶことにした（表）。

表｜studio-Lによるコミュニティデザインプロジェクト

◆公園づくり
- 有馬富士公園（2005-2007）：兵庫県三田市
- 泉佐野丘陵緑地（2007-）：大阪府泉佐野市
- あぐりの学校（2012-）：長崎県長崎市
- 鉄道跡地公園（2012-2014）：大分県大分市
- 草津川跡地公園（2012-2016）：滋賀県草津市
- 牛原山「里山ファクトリー」（2014-2016）：静岡県松崎町
- にしめがね公園配置計画（2016-2017）：東京都西東京市
- みどりのプラットフォーム（2017-2018）：大阪府枚方市

◆計画づくり
- 海士町総合振興計画（2007-2009）：島根県海士町
- 離島こども振興計画（2008）：岡山県笠岡市
- 食育計画（2011-2013）東京都墨田区
- 産業振興ビジョン（2012-2014）：岡山県笠岡市
- 東彼杵町まちづくり計画（2012-2014）：長崎県東彼杵町
- 川西市地域分権（2012-2014）：兵庫県川西市
- つばめ若者会議（2013-2014）：新潟県燕市
- 木島平村総合振興計画（2013-2015）：長野県木島平村
- 大山町総合振興計画（2013-2015）：鳥取県大山町
- つるぎ総合振興計画（2014-2015）：徳島県つるぎ町
- 美里町まちづくり（2014-2015）：埼玉県美里町
- まちのブンカ会議（2014-2015）：関西広域連合（大阪、京都、兵庫、滋賀、和歌山、鳥取、徳島）
- しあわせづくり計画（2014-2015）：愛知県高浜市
- 白馬村総合計画（2015-2016）：長野県白馬村
- たべるとくらしのラボ（2015-2017）：北海道黒松内町
- 21世紀の暮らし方研究所（2015-2017）：山口県阿武町
- 気仙沼市総合計画（2015-2017）宮城県気仙沼市
- 智頭町総合計画（2016-2018）：鳥取県智頭町
- 南丹市総合計画（2016-2018）：京都府南丹市
- 宇城市総合戦略（2016-2018）：熊本県宇城市
- 名護市総合計画（2018-）：沖縄県名護市

◆市民活動支援
- 水都大阪（2009-2013）：大阪府大阪市
- 半泊地域ビジョン（2010-2011）：長崎県五島市半泊地域
- 醤油のたれ壁（2012-2013）：香川県小豆島町
- 加太観光まちづくり（2012-2015）：和歌山県和歌山市加太地域
- しまのわ2014（2013-2015）：広島県
- 泉北ニュータウンつむぐプロジェクト（2014-2016）：大阪府堺市
- コープこうべ「こえるプロジェクト」（2015-2017）：兵庫県神戸市
- むらメディアプロジェクト（2015-2017）：奈良県川上村
- ののいち日和（2015-2017）：石川県野々市市
- 2240歳スタイル（2015-2018）：秋田県秋田市
- さとやま未来博（2016-2017）：広島県
- OMORO!プロジェクト（2016-2018）：神奈川県横浜市
- 南迴地域プロジェクト（2017-2018）：台湾台東県
- かってにおもてなし大作戦（2018-2020）：神奈川県川崎市

◆施設づくり
- 穂積製材所プロジェクト（2007-2014）：三重県伊賀市島ヶ原穂積製材所
- マルヤガーデンズ（2009-2010）：鹿児島県鹿児島市
- みんなのうえん（2011）：大阪府大阪市
- 近鉄百貨店本店（2011-）：大阪府大阪市
- こども未来センター（2011-）：東京都立川市
- 船坂小学校跡施設活用計画（2012）：兵庫県西宮市
- ふくやま病院（2012-2016）：兵庫県明石市
- はじまりの美術館（2013-2015）：福島県猪苗代町
- コンパクトタウン構想（2013-2015）：北海道沼田町
- 県道85号線沿道（2014-2016）：千葉県睦沢町
- 根室別院（2014-2017）：北海道根室市
- アンフォーレ（2015-2017）：愛知県安城市
- 信濃毎日新聞社松本本社（2015-2017）：長野県松本市
- おしゃべりとしょかん（2018-）：山口県柳井市

◆まちなかプロジェクト
- 延岡えきまちプロジェクト（2010-2017）：宮崎県延岡市
- 福井駅前プロジェクト（2011-2012）：福井県福井市
- 「昭和の町」の先プロジェクト（2011-2013）：大分県豊後高田市
- 観音寺商店街（2011-2015）：香川県観音寺市
- まちなか３日学校（2012）：佐賀県佐賀市
- 安養寺ガイドブックプロジェクト（2012-2013）：滋賀県栗東市安養寺地区
- 今治市みなと再生プロジェクト（2012-2014）：愛媛県今治市
- まちなか市民活動「フクノワ」（2012-2015）：広島県福山市
- 世界遺産まちづくり「スマとみ」（2012-2014）：群馬県富岡市
- まちなかステージづくり（2013-2015）：新潟県十日町市
- おまち会議（2013-2015）：愛媛県宇和島市

◆人材育成
- NPO法人いえしま（2007-2010）：兵庫県姫路市
- issue + design（2008-2011）：兵庫県、福岡県、東京都
- いえしまコンシェルジュ養成講座（2009-2010）：兵庫県姫路市
- 笛吹市境川地区まちづくり（2009-）：山梨県笛吹市
- 探られる島プロジェクト（2009-2014）：兵庫県家島町
- 集落支援員研修および組織化（2010-2013）：島根県海士町
- 栃木県真岡市観光ネットワーク（2011-2013）：栃木県真岡市
- 地域担当職員研修（2011-2014）：大阪府河内長野市
- 伊賀市青山公民館活用（2011-2012）：三重県伊賀市
- ふるさとという最前線（2011-2016）：東京都港区
- なでラボ（2012-2014）：愛知県長久手市
- 探られる頂プロジェクト（2013）：宮崎県高千穂町、五ヶ瀬町、日之影町、椎葉村、諸塚村
- 探られる里プロジェクト（2013-2016）：京都府相楽郡笠置町
- 東北芸術工科大学コミュニティデザイン学科（2013-）：山形県山形市
- 大場きっかけまち会議（2015-2016）：静岡県三島市
- つづきつながりカレッジ（2016-2017）：神奈川県横浜市
- しごとづくり会議（2017）：鳥取県鳥取市
- 台北コミュニティデザイン研修（2017）：台湾台北市
- 台東デザインセンター（2017-2018）：台湾台東県
- むこうスタイルLAB（2017-2018）：京都府向日市
- すましごとジャーニー（2018）：兵庫県神戸市
- 多摩平つながるヘルスケ（2018）：東京都日野市
- 介護と福祉のこれからを考えるデザインスクール（2018）：日本全国

私はもともとデザインを勉強していた。大学時代は庭園や公園をデザインするランドスケープデザインという分野に学び、卒業後は建築設計事務所で修行させてもらった。実務のなかで住民参加型の設計を経験し、ワークショップで人々が対話をくり返す姿を見ていると、できあがった設計図面以上に人々のつながりに価値があるように思えてきた。

設計段階で対話をくり返した住民たちは、工事が終わって空間が完成すると喜んで現地を訪れ、自分たちが関わって生まれた空間だということに誇りをもつ。なかには掃除をしにきてくれる人がいたり、イベントを開催してくれる人がいたりする。設計段階から地域住民に関わってもらうと、空間が完成した後の風景（ランドスケープ）が充実したものになる。この経験が、空間を設計するとき以外にも、あらゆる事業で住民参加を進めたいと考えることにつながった。地域の防犯について考える際にも、防災について考える際にも、教育、環境、商店街、食育など、どんな事業を検討する際にも地域の住民に集まってもらい、対話を通して課題の解決策を探り、話し合った人たちがつながり、実際に活動を開始するための支援をする。いつの間にか、空間を設計する仕事よりも計画をつくったり活動を生み出したりする仕事のほうが多くなっていた。

そして最近では、医療や福祉に関する仕事が増えてきた。この種の仕事をする際に目にするようになったのが、冒頭で挙げた「地域包括ケア」という言葉である。この言葉には「まちぐるみケア」といった響きがある。まちぐるみでケアを実現する地域をつくろうという意思が感じられる。まさに、まちづくりとケアが融合した概念だといえよう。コミュニティデザインが貢献できることもありそうだ。そこで地域包括ケアに関するいくつかの事業に関わってみた。その結果、まちづくりとケアを接続させるためにはデザインが大切だということに気づいた。少し角度を変えて表現すれば、まちづくりのなかにケアとデザインの両方を組み込んでおく必要がある。

生活のある部分で支援を必要とする人がいる。当然、支援する人が必要になるが、一方で本人の中に「何かやりたい」という意欲を生み出すことも必要となる。支援されるばかりでは生活や人生が充実しない。支援と意欲、つまりケアとデザインの両方が求められる所以である。

この両者は緩やかにつながっている。ケアは対象者を「支援する」ことから「様子をみる」こと、そして「少し気にかけておく」ことまでを意味する。一方、デザインは「快適な空間」や「魅力的な図案」や「楽しげな活動」によって対象者の意欲を高めることができる。ケアが必要な人であっても、全人的に支援が必要なのではなく、生活の一部は支援が必要だが残りは意欲が必要である場合が多い。本人の意欲が支援の必要性に影響を与えることもあるし、逆に支援のあり方が意欲を高めたり削ぎ落としたりする可能性もある。人間は他者からの支援と本人の意欲をバランスさせながら生きている存在であり、地域はそんな人間たちが集まってできあがっている圏域である。だからこそ、地域包括ケアにおいてはまちづくりのなかにケアとデザインをバランスよく包含する必要がある。

ケアとデザインの源流は同じ

ケアとデザインの融合が求められているといわれても、この2つは遠く離れた分野だと認識されているのが現代である。ケアに携わる人たちにとってデザインは遠い存在であり、デザインに携わる人たちにとってケアは難しい存在である。しかし、今からおよそ150年前、近代のケアやデザインが誕生した頃、両者は互いに影響を与え合っており、未分化であったとさえ言える。ケアとデザインそれぞれの分野で、試行錯誤のなかから多くの新しい発想や取り組みが生まれていた。それが19世紀後半のイギリスや20世紀前半のアメリカで起きていたことである。

歴史はつながっているのでどこかで区切るのは難しいが、ケアとデザインの関係を語るのであれば、その思想の源流はドイツのゲーテから始めるのがいいだろう（図1）。ゲーテと文通し「精神的な父」と仰いだイギリスの歴史家トマス・カーライルは、その著作『過去と現在』（1843）のなかで中世の社会がもっていた包括的なケアのあり方を礼賛した。同時代にイギリスの建築家ノースモア・ピュージンもまた、『対比』（1836）のなかで中世と19世紀の社会を具体的な図を描いて対比的に示した。彼らは中世を理想化しすぎていたという指摘もあるが、宗教によって包括的なケアが実現していた社会のよい点を人々に紹介する役割を果たした。

カーライルの弟子を自称するジョン・ラスキンは、前半生を美術批評家として生き、後半生を社会改良家として生きた。その結果、彼の前半生はアーティストやデザイナーに影響を与え、後半生はソーシャルワーカーや社会活動家に影響を与えた。その弟子たちがケアとデザインの活動を次々に始めていく。代表格は「アーツ・アンド・クラフツ運動」の創始者であるウィリアム・モリス、社会事業家オクタヴィア・ヒル、経済学者アーノルド・トインビーの3人である。

ウィリアム・モリスはラスキンの前半生から影響を受け、美しいデザインと人々の働き方（モリス商会）、そして社会のあり方について考え、実践した。オクタヴィア・ヒルはラスキンの前半生と後半生の両方から影響を受けており、貧困者の生活支援（慈善組織協会での活動）、貧困者のための住宅づくり（ソーシャルハウジング事業）、運動や散歩のための公園づくり（オープンスペース運動）、歴史的な建築物や貴重な自然環境の保全運動（ナショナルトラスト）などに携わった。アーノルド・トインビーはラスキンの後半生から影響を受け、貧困地域の生活支援（セツルメント運動）に携わった。

トインビーは31歳で亡くなってしまうが、その遺志を受け継いだサミュエル・バーネットとヘンリエッタ・バーネットの夫婦が、学生たちとともに世界で初めての地域福祉施設（セツルメントハウス）である「トインビーホール」をロンドンの貧困地域に設立した。サミュエル・バーネットはラスキンの著作に影響を受けた牧師であり、ヘンリエッタ・バーネットはヒルとともに慈善組織協会で活動した女性活動家である。彼女はトインビーホールの近くにホワイトチャペルアートギャラリーを設立し、アーティストやデザイナーの作品を地域の貧困者たちに紹介し続けた。また、晩年にはハムステッド田園郊外住宅地を計画し、低所得者層も住むことができる美しいまちづくりを進めた。

モリスの弟子たちには、ウォルター・クレイン、ウィリアム・レザビー、チャールズ・アシュビーといったデザイナーが多い。彼らは「アーツ・アンド・クラフツ運動」と呼ばれる活動を続けた。その基本的な考え方は、楽しくてやりがいのある働き方で美しいデザインを生み出すこと。この考え方はラスキンから受け継いだものである。彼らはバーネット夫妻が運営するトインビーホールで展覧会を開催したり、読書会を行なったり、工芸教室を担当したりしている。特にアシュビーはトインビーホールに住み込み、ラスキンの著作を使った読書会を行なったり、トインビーホールの内装をデザインしたり、工芸関係の仕事を生み出したりした。また、貧困住宅に関する調査を行ない、貧困者の住宅事情を世に知らしめた。

トインビーホールではチャールズ・ブースが貧困生活についての調査を行なった。この調査に影

図1 ケアとデザインの系譜

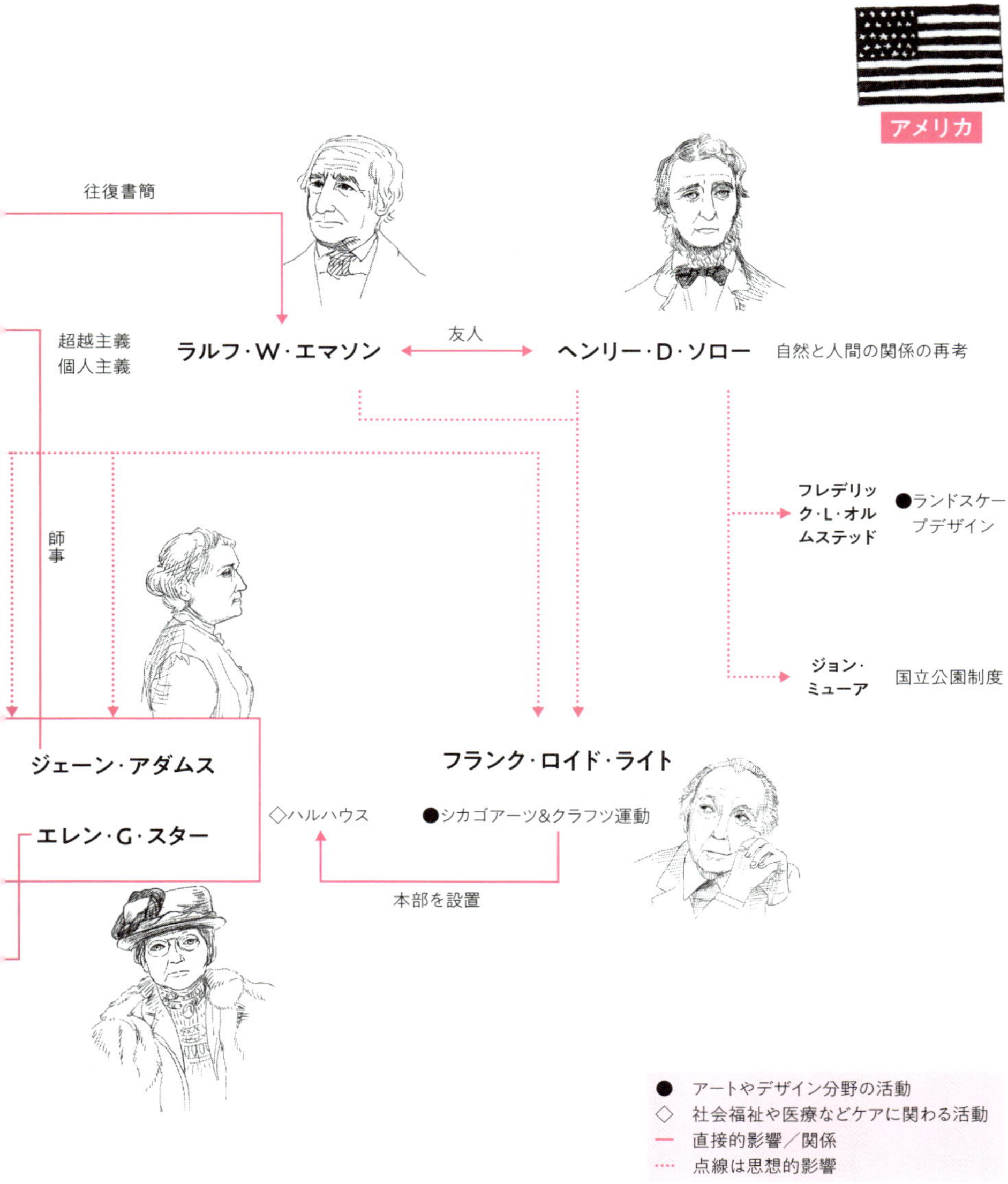

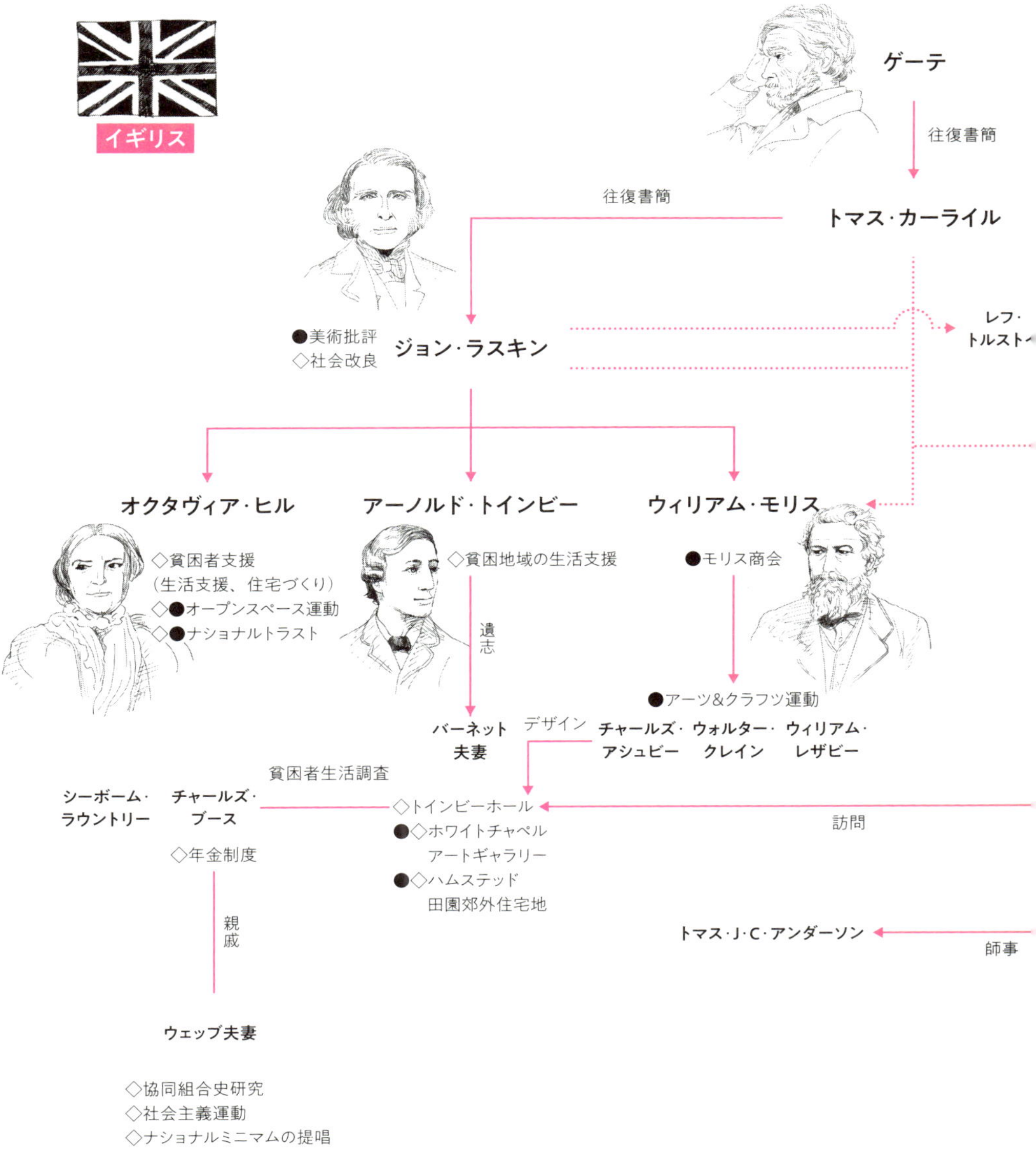
イギリス
ゲーテ
往復書簡
トマス・カーライル
往復書簡
●美術批評
◇社会改良
ジョン・ラスキン
レフ・
トルスト
オクタヴィア・ヒル
◇貧困者支援
（生活支援、住宅づくり）
◇●オープンスペース運動
◇●ナショナルトラスト
アーノルド・トインビー
◇貧困地域の生活支援
遺志
バーネット
夫妻
ウィリアム・モリス
●モリス商会
●アーツ&クラフツ運動
デザイン
チャールズ・
アシュビー
ウォルター・
クレイン
ウィリアム・
レザビー
貧困者生活調査
シーボーム・
ラウントリー
チャールズ・
ブース
◇年金制度
◇トインビーホール
●◇ホワイトチャペル
アートギャラリー
●◇ハムステッド
田園郊外住宅地
訪問
親戚
トマス・J・C・アンダーソン
師事
ウェッブ夫妻
◇協同組合史研究
◇社会主義運動
◇ナショナルミニマムの提唱

響を受け、友人のシーボーム・ラウントリーは別の場所でも貧困生活の調査を行なっている。こうして貧困者の生活実態が明らかになっていく。ブースはその後、イギリスにおける年金制度の基礎をつくることになる。ブースの親戚であるビアトリス・ポッターは、シドニー・ウェッブと結婚して協同組合の歴史を研究したり、社会主義運動を推進したりする。また、国家が国民の基礎的な生活を支えるという「ナショナルミニマム」という概念を提唱し、社会福祉や都市計画などに大きな影響を与えた。

支援と意欲の喚起は両輪の関係

ゲーテに影響を受けたカーライルは、ラスキンとの長い文通によって彼に大きな影響を与えた。一方、カーライルはアメリカ人であるラルフ・ウォルドー・エマソンとも長い文通を続けており、彼にも影響を与えている。

エマソンはアメリカからイギリスを訪れてカーライルに直接会っている。そこで意気投合し、アメリカに帰国後も文通を続けた。カーライルの考え方はエマソンを通してヘンリー・デイビッド・ソローにも伝わっている。エマソンやソローはそこから自然とともに生きる価値を再発見し、人間の精神と自然との関係について考えるようになった。アメリカでランドスケープデザインという分野をつくりあげたフレデリック・ロウ・オルムステッドや、国立公園の基礎をつくった自然保護論者のジョン・ミューアもエマソンやソローの影響を受けている。

イギリスのカーライル、ラスキン、モリスの影響を受け、アメリカのエマソン、ソローの影響を受けたアメリカ人建築家がいる。日本の旧帝国ホテルを設計したことでも有名なフランク・ロイド・ライトである。ライトはアーツ・アンド・クラフツ運動にも共鳴し、仲間とともに地元シカゴでシカゴ・アーツ・アンド・クラフツ協会を設立する。この協会の本部が置かれたのが「ハルハウス」という地域福祉施設である。

ハルハウスの創設者はジェーン・アダムスとエレン・ゲイツ・スターという2人の女性。彼女たちは大学の同級生であり、ともにカーライル、ラスキン、モリス、エマソンの信奉者である。ハルハウス設立の前年、彼女たちはイギリスに渡りトインビーホールを訪れている。そこでバーネット夫妻から地域福祉施設の重要性や運営方法について学んだ。また、当時トインビーホールに住み込んでいたアシュビーに出会っている。アメリカに帰国したアダムスとスターはシカゴの貧困地域にハルハウスを設立し、幼稚園や工房やギャラリーなどを併設した。また、トインビーホール同様に読書会や展覧会なども行った。

アダムスとスターは活動的な女性である。アダムスはレフ・トルストイに心酔していた。トルストイもまたラスキンの影響を受けていることから、アダムスがトルストイに共鳴することは想像に難くない。しかし、アダムスがロシアに住むトルストイに直接会いに行っているという事実は驚くべきことである。彼女はトルストイに会い、自分の財産の使い方を学び、ハルハウスへの自身の関わり方について深く考える機会を得た。彼女はのちにソーシャルワークの母と呼ばれるようになり、ハルハウスを起点とした一連のセツルメント運動によりノーベル平和賞を受賞している。一方のスターは、ハルハウスで支援だけでなく意欲を喚起する活動を生み出すため、自分自身が製本作業を学ぶためにイギリスへ渡っている。アーツ・アンド・クラフツ運動において重要な製本作家であったトマス・ジェームズ・コブデン＝アンダーソンに弟子入りしたのである。コブデン＝アンダーソンにとって初めてとなる女性の弟子だったという。1年4か月間の修業を経てハルハウスに戻ったスターは、訪れる人たちに製本技術を教え、楽しみながら働く方法を示した。

イギリス人のアシュビーはハルハウスを訪れ、「トインビーホールよりも実践的な場所だ」と評している。一方、アメリカ人のライトはハルハウスで「機械における芸術と工芸」という重要な講演を行っている。アシュビーはハルハウスでライトと出会い、意気投合し、ヨーロッパで出版されるライトの作品集のまえがきをアシュビーが書くことになっている。アシュビーとライトは、ともにモリスから始まるアーツ・アンド・クラフツ運動に連なるデザイナーであり、トインビーホールとハルハウスという地域福祉施設で活動するデザイナーでもあった。

理性と感性、正しさと楽しさ

以上のように、近代のケアやデザインが誕生した時代において、両者は不可分な存在だった。「支援すること」と「意欲を高めること」とは渾然一体となっていた。

その後、イギリスのヒルやバーネットが携わった慈善組織協会の活動がアメリカに渡り、それをメアリー・リッチモンドがケースワークの手法として取りまとめてソーシャルワークの基礎をつくることになる。これによってケアの手法は進化を続けることになるが、一方ではデザインの分野と離れていくことになる。専門分化の時代である。

そしていま、地域包括ケアという名の下にケアとデザインをまちづくりの現場で融合させることが求められている。なぜなら、専門職が連携するためにも、住民が参加するためにも、支援だけでなく意欲が必要となるからだ。美しい、楽しい、おいしい、かっこいい、かわいいといった感性に訴えかける要素が含まれていないと、専門職連携も住民参加も進みにくくなる。理性だけで動くのは難しい。理性と感性、正しさと楽しさ、支援と意欲、ケアとデザインが混ざり合うところで、人々は主体的に動き出そうと思えるのだろう。

単に専門職連携をめざすだけなら、理性だけでも動き出せたのかもしれない。医療と介護が連携しようといえば、仕事なのだから一応専門家たちは連携しようと努力する。もっとも、仕事とはいえ連携するのが面倒くさいと思えばあれこれ理由をつけて連携を先延ばしにするだろう。ここでも正しさだけでなく楽しさが求められるのだろうが、それでも仕事であれば連携を模索はするはずだ。

しかし、話は医療と介護の連携だけで終わらなかった。医療と介護が連携するだけでなく、地域にはもっと多様な支援を必要としている人たちがいる。高齢者介護だけでなく、障害者の自立支援、子どもや家庭に対する支援、低所得者や貧困に関する支援、就労支援、権利擁護、更生保護など、地域におけるさまざまな課題についてケアが必要だということになる。そうなると、もはや医師や看護師と介護士が連携すればいいという話ではなくなる。もっと多様な専門職が連携する必要がある。医療や福祉に加えて、社会教育や住宅や都市計画の専門職も連携することが求められる。

さらに専門職連携だけでは済まないという話になる。地域住民がお互いに支え合う体制づくりが必要になる。いつか自分も支援してもらう身になる。そのことを理解し、地域住民同士が協力し、ケアに参加することが求められる。つまり、専門職連携と住民参加の両方が実現することによって、地域包括ケアという状況が生まれるのである。そのとき、仕事以外の時間を使ってケアに携わる住民参加には、正しさだけでなく楽しさが求められる。支援される側にとっても意欲を高めてくれる機会が求められる。専門職が連携する場合にも、正直にいえば正しさだけでなく楽しさが含まれていたほうがやる気になる。だからこそ、地域包括ケアはケアとデザインをまちづくりの現場で融合させることが求められるのである。そして、その両者の融合は不可能なことではなく、近代のケアやデザインが生まれた時期にはそもそも混ざり合っていたという点から発想することが重要になる。

地域住民の参加は「楽しそう」から始まる

このようなことを考えながら4つの現場を訪れた。ケアの専門家だけでなく、デザインやまちづくりに携わっている人にも加わってもらい、鼎談という形式で話を聞いた。まちづくり全般に関わる東近江の北川憲司さんの言葉は、専門職連携と住民参加による地域包括ケアのあり方をわかりやすく示してくれたといえよう。「地域包括ケアという言葉は誤解されやすい。高齢者や介護保険の話だと思われてしまう。しかし、障害者も生活困窮者も包括的に考えることが地域包括ケア。それをやるのは地域住民。専門家ができることは5%くらいではないか」。まさにそのとおりである。

仮に地域包括ケアの95%を地域住民がやるとすると、仕事ではないことに関わるためのやる気をどう起こしていくのかが重要になる。人からの感謝、活動の楽しさ、人とのつながり、居心地のよさなど、地域住民が地域包括ケアに参加する多様な理由を想定して事業を進めていく必要がある。

われわれが携わったプロジェクトでは、秋田県秋田市のエイジフレンドリーシティを促進するための事業がある。楽しく健康で長生きしている人の秘訣を調べて、それを広めていくという事業である。しかし、「高齢者の健康づくり」というテーマでは地域住民の参加を募るのが難しい。そこで、楽しく健康で長生きしている人の生活を調べ、その結果を美術館で展覧会として多くの人に知らせようという事業にした。[1] 美術館の展覧会をつくったことがある住民は少ない。どんなことになるのか想定できないが、美術館だから何か美しいものや楽しいものができるような気がする。そうやって集まってくれた参加者たちと、親戚や知り合いを通じて高齢者を見つけ、自宅を訪問し、楽しく健康で長生きする秘訣を探り出した。探り出した結果を整理し、おもしろいと感じた部分をしっかりと表現した展示空間をつくりあげた。この過程を通じて参加者の学びを深めるとともに、共同作業を通じてつながりを醸成した。展覧会には1600人以上の市民が来てくれたので、その人たちを誘って楽しく健康で長生きするための活動を開始した。とくに、20歳以上年下の友達をつくることが大切だということがわかったため、現在は「年の差フレンズ」というチームをつくって市内各所で活動している。

同様に、石川県野々市市で地域包括ケアを促進するための事業に携わったときは、まず雑誌[2]をつくることで仲間を集めた。雑誌をつくったことがある地域住民も少ない。どんなことになるのかは

▼1　**2240歳スタイル――時間を味方にする人生の先輩たち**　2016年3月9日（水）～21日（月）まで、秋田県立美術館県民ギャラリーで開催された。29人の高齢者の暮らしを市民が取材し、その生活の有り様について「衣」「食」「住」「元気」の4テーマに分けて、データや写真、展示パネル、実際の持ち物などを展示。ちなみにタイトルの「2240」とは、取材対象となった人生の先輩たちの年齢をすべて足した数である。

▼2　**野々市市民の人生ガイド　ののいち日和――いつまでも普通に楽しい暮らし**　石川県野々市市で健康長寿な生き方を実現するためのガイドブック。市内のさまざまな活動やスポットを事例として市民が取材し、健康寿命を延ばすために役立つことを「元気編」、医療や介護などのサポートが必要になったときに活用できることを「安心編」として紹介している。

わからないが、いろんな人を取材しに行ったり、撮影したり、文章を書いたりすることができる。そんな期待感をもって参加してくれた人たちとともに雑誌をつくり、取材の際に仲良くなった人たちも含めて地域包括ケアに寄与する活動を開始しようということにした。

秋田市も野々市市も、最初に高齢者の健康づくりや地域包括ケアに興味がなさそうな人たちを集めることから始めた。どうすればそういう人たちが集まるのかを考えるなかで、展覧会づくりや雑誌の編集という「わからないけど楽しそう」と思える活動から始めることにした。そうやって集まった人たちが、高齢社会や地域包括ケアについて学んでいくうちに少しずつ意識を変え、行動を起こし、生活や人生が徐々に変化していく。そのプロセスを支援するのがコミュニティデザインの役割である。

必要最低限の空間

デザインが大切だからといって、奇をてらったようなデザインを生み出す必要はない。余計なものをつくり出す必要もない。ましてや空間をデザイナーの「作品」にするべきではない。Share金沢の雄谷良成さんは「僕は建築なんかなくてもいいと思っている」という。これが本音だろう。そしてとても大切な考え方である。建築家のルイス・カーン[3]は、空間を設計するときに、その空間の始まりについて考えるという。たとえば学校の始まりはどんなものだったのか。カーンは、一本の樹木の下で語り始めた人の話を聞くために人が集まってくる状態が学校の始まりだと考える。そこにまだ建築は存在しない。そこから発想してみると、本来の学校建築のあり方を考えることができる。

Share金沢も同じだろう。人と人とがごちゃまぜになって、お互いの生活を支えたり支えられたりしている状態。その状態から発想してみると、本当に建築が必要な部分はどこで、建築がないほうがいい部分はどこなのかがはっきりしてくる。最初から「福祉施設」を設計しようとしないほうがいいのである。こぶし園の小山剛さんもまた、そんな考え方をもっていたようだ。だからこそ、設計を担当した高田清太郎さんに何度も「これじゃただの施設だな!」と言い続けたのだろう。

設計者には、その言葉の真意を理解し、雄谷さんや小山さんが想像している原初的な状態まで遡り、必要な空間を提示できるかどうかが問われている。福祉施設を少しオシャレにすることが求められているわけではない。地域包括ケアのための施設を設計すればいいわけでもない。人と人とがお互いに支援し、楽しみながら暮らしている状態を成立させるための、必要最低限の空間を提案することが求められているのである。それができれば、運営側もそこに創意工夫を付け足すことができる。

そこで生活する人が持ち込んだ家具を並べるだけで安心できる空間が生まれることもある。こぶし園の吉井靖子さんは「個室にこれまで使っていた家具を置いてもらう。そうするとその人の部屋になる。(来訪者は)部屋に遊びに来た人のようにゆっくり過ごしてもらうことができる」という。これまでの病院や特別養護老人ホームなどでは、面会に来た人が中腰で話をしてそそくさと帰ってしまう。そうならない空間を実現するためには、設計者と運営者の協働と創意工夫が求められる。

▼3 **ルイス・カーン**(**Louis Isadore Kahn, 1901-1974**) 20世紀を代表するアメリカの建築家。初期は公営住宅の計画・設計や都市計画に関わり、晩年は作家性の高い公共建築を数多く残した。代表作はキンベル美術館、ソーク生物学研究所など。

そのとき忘れてはならないのが利用者の視点だろう。こぶし園の小山さんは「利用者は自分なんだよ」と言い続けたという。自分が利用者だったらどう思うか。ここを出発点にして設計や運営を考えることが大切である。さらにほかの利用者の視点も考慮しようとすれば、利用者参加型のワークショップを開催し、違う年齢や性別の人たちの実感を聞き出すことになる。

われわれが北海道沼田町で診療所や暮らしの保健室をつくる際に行なったワークショップ[4]では、さまざまな立場の人たちが地域包括ケアについて学び、自分たちの生活実感とこれからの地域のあり方を深く考えるなかから、どんな活動と空間が必要なのかについて話し合った。こうした話し合いを建築家の古谷誠章[5]さんはじっと聞いて空間化してくれた。できあがった空間は、話し合いに参加していた人たちを中心にしてさまざまな方法で使いこなされている。

場と人のつながり、人と人とのつながり

利用者を想定しながら場をつくること、あるいは利用者とともに話し合いながら場をつくることも大切だが、できあがった場に多くの人たちが関わることも大切である。先述した沼田町の施設では、ワークショップ段階から関わってくれた人たちが訪れたり活動してくれたりしている。その人たちが家族や友人を連れてきたり、知人が活動を知って外部から訪れてくれたりする。日常的に地域の住民が出入りできる場をつくることは、いずれ自分がその施設を使うときも安心して利用できることにつながる。

こぶし園の吉井さんは「地域の人が介護施設のなかに入る機会はあまりない。だから施設内部で

何が起きているのかわからない。いざというときに初めて入ることになると、これまでの生活と違い過ぎて愕然とする。ショックを受ける。だから、そうならないように普段から介護施設に出入りする機会をつくりたいと思っている」と語る。大切なことである。介護とは関係のない活動でもいいから施設にもち込んでもらう。いわば、地域での出来事を施設内にもち込んでもらうことが重要である。それが「地域で暮らす」ことに近づくことでもある。そのために施設はどうあるべきか。地域の活動団体とどうつながるべきか。そんなことを考える必要がある。健康なうちから施設を利用している人たちは、自分の親戚や友人に何かあると勝手知ったる施設を推薦することだろう。もちろん、本人に何かあったときにもその施設にお世話になることだろう。日常的に地域とのつながりをつくっておくことは、地域住民にとっても施設にとっても役に立つことである。Share金沢の雄谷さんもまた、施設内にお店や温泉をつくったり、学生が住む部屋をつくったり、動物を飼ったりして、地域の人たちが施設を訪れる機会を増やそうとしている。

われわれが携わった事例では、鹿児島市のマルヤガーデンズや大阪市の近鉄百貨店本店（あべのハルカス）などの商業施設も同じ方法で地域の住民が施設内に入り込んできている。商業施設内に地

▼4 **「つながる塾」「これから塾」** 北海道沼田町で、「沼田町農村型コンパクトエコタウン構想」の検討と実現に関して行なわれたワークショップ。町内唯一の病院が無床診療所になることをきっかけにしたプロジェクトで、町立中学校跡地につくられる新しい診療所の設計や使い方などについて、市民が話し合った。その成果は、医療と介護、福祉・子育て、さらにコミュニティ拠点「沼田町暮らしの安心センター」に結実。そこではいまもワークショップから生まれた住民活動が活発に行なわれている。

▼5 **古谷誠章（ふるやのぶあき、1955〜）** 日本の建築家。1994年に八木佐千子氏と有限会社ナスカ一級建築士事務所を設立。2017年より日本建築学会会長を務める。

域住民が活動できるスペースをつくり、専属のコーディネーターを育て、地域住民が日替わりや週替りで活動をもち込んでくれる。買い物という目的以外に施設を訪れるきっかけをつくってもらいたいと考えたのである。東京都立川市の子ども未来センターには子ども以外の地域住民が活動をもち込むしくみを、兵庫県明石市のふくやま病院には病人以外の地域住民が活動をもち込むしくみを、それぞれ提案した。子どものため、病人のためと施設の用途を限定してしまえば効率はよくなるのかもしれないが、地域との関係が分断されてしまい、そこで何が起きているのかを想像しにくくなる。いざ自分や自分の家族がその施設を利用しようと思うとき、雰囲気がわからないために避けてしまうことにもなりかねない。日常的に地域と接続した施設であることは大切である。

そのためには、地域で活動する人たちと普段からつながっておくことが重要だ。幸手市の中野智紀さんは病院を飛び出して市内の活動団体に会いに行く。そして、おもしろい活動をしている人たちと知り合い、彼らのことを〝コミュニティデザイナー〟と呼ぶ。中野さんの場合は、活動団体を病院に呼び込むことだけを目的にしているわけではない。すでに地域でさまざまな活動が展開されており、その人たち同士がつながって新たな価値を生み出したり、活動を通じて健康を維持してくれたりすることを大切にしている。〝コミュニティデザイナー〟のひとりである小泉圭司さんは、自分が主宰するコミュニティカフェで試行錯誤をくり返しながら、どうすればもっと多様な人たちが集うことができる場をつくれるかを考えている。こういう人たちがお互いの存在を意識し、何かあれば一緒に取り組むことができる状態を地域につくっておくことこそが、地域包括ケアの基本的な方法のひとつだと感じる。

その点、東近江の北川さんたちがつくっている曼荼羅図は地域で活動する人たちの存在を明示させるしくみであり、定期的に開かれる「創寄《そよ》り」は活動者たちが顔を合わせてお互いを知ることができるきっかけであり、実現させたい地域のイメージとしては幸手市の取り組みと共通する要素をもっているといえよう。

地域はそこに生きる人たちの人生の集積

地域包括ケアは、地域に生きる人の生活や人生と寄り添いながら考えることが大切である。ところが、本人の意思を確認しないままにケアが進んでしまうことがある。たとえば都市部の特別養護老人ホームでは、施設に入りたくても空きベッドがなくて入れない人が「待機老人」と呼ばれ、それが数百人に及ぶ場合もある。しかし、こぶし園の小山さんは「待機老人はゼロだ」という。小山さんに言わせれば、待機しているのは老人ではなくその家族なのである。老人が自らの意思で特別養護老人ホームに入りたがっているわけではない。もし施設に入らなくてもいいのであれば、住み慣れた地域で過ごしたいと思っている高齢者がほとんどなのである。どうすれば高齢者が住み続けることができる地域がつくれるかを考えずに、どうすれば高齢者を施設に入れられるかを考えてしまう。この点は地域住民とともにしっかり議論しておくべきだろう。いずれ自分も通る道である。地域のあり方を変えるのに早すぎるということはない。

この問題は待機児童問題にも通ずるところがある。保育園の待機児童が多いと問題になることもあるが、待機しているのは子どもではなく保護者なのではないか。本当に子どもは家庭ではなく保育園に入りたくてしょうがないと思っているのだろうか。ここにも、どうすれば子どもを施設に入れられるかを考えるのではなく、どうすれば地域で子育てを社会生活と一にできるかを考える必要性がある。地域包括ケアを考えるということは、地域に生きる人の生活や人生に寄り添いながら考えることなのである。

一方、しっかりと本人をみているようで、実際には一部しかみていないことも多い、と東近江の花戸貴司さんは指摘する。とくに医師は、患者本人をみているようで実は病気だけを診ていることがある、というのだ。家族や友人は、その人の人生全体をみている。そのうえで「よく生きた」「もうそろそろだな」と判断している。しかし、医師だけが「まだ治せる」と病気と対峙していることがあるそうだ。この場合、家族や友人のほうが本人に寄り添うことができているといえよう。

家族が本人の意思を尊重できていない場合もあるし、医師が病気しかみえていない場合もある。いずれも不幸なことである。本人の人生に寄り添いながら考える地域包括ケアとはどのようなものか。地域で生活する人たちとの対話をくり返しながら、じっくりと時間をかけて考えていく必要がある。

鳥取県智頭町で総合計画をつくったとき、町民の人生に寄り添うことを心がけた。[6] まず、役場が実施している300種類の事業をすべてカードに書き出し、対象としている年齢層に分類して整理した。0〜10歳のための事業、10〜20歳のための事業、と並べていって、80〜90歳のための事業まで整理したら残りは全世代のための事業としてまとめた。

一方、ワークショップに参加してくれた住民には、細長い紙に0歳から90歳までの目盛りを付けてもらい、これまでの人生で起こったことこれからの人生で計画していることを記してもらった。参加者1人ひとりの人生が可視化され、それを役場の事業に照らし合わせてみると、何歳のときにどんなことをしようとしているのか、そのとき役場はどんな事業でそれを応援してくれそうなのかを関連させて読み取ることができる。まちづくりの計画を自分の人生と切り離して形式的に話し合うのではなく、常に1人ひとりの人生に寄り添いながらまちづくりを進めていくこと。コミュニティデザインの現場では、なるべくこうした方法でまちづくりを進めたいと思っている。

なぜなら、地域は地域として存在しているのではなく、多くの人の人生が蓄積して存在していると考えているからだ。人生は日々の生活から成り立っており、生活はひとつずつの行動から成り立っている。行動は意識によって生まれているものである。つまり、意識から行動が生まれ、行動が生活をつくり、生活が人生をつくり、人生が集まって地域をつくっている。もし地域を変えようと思うのなら、人々の意識や行動を変えていく必要がある。地域包括ケアは制度や貨幣でつくり上げるものではなく、人々の意識や行動を少しずつ変えていくなかで実現させていくべきだろう（図2）。

そのためには時間が必要になる。人々が意識や行動を変えていくための時間である。地域包括ケアを実現させるためには、貨幣資本だけでなく時間資本もまた重要になる（図3）。人々が新たな情報を仕入れ、お互いに対話し、少しずつ意識や行動を変えていく。そんな時間を確保することが求められる。今回訪れた4つの現場は、いずれもじっくりと時間をかけながらあるべき地域の姿を模索し、少しずつそれを実現させようとしている。住民とともに進めようとするのなら、焦らずゆっくりと進めていくことが肝要だろう。

▼6　**智頭町の地図帳──智頭暮らしの道しるべ**　鳥取県智頭町の第7次総合計画の副読本。各地区の特徴や人口分布、年齢構成、町内の住民活動や生活に役立つスポットなどを、イラストや図を用いた地図上の分布図として紹介している。そのうえで総合計画にある施策をライフステージごとに解説することで、市民の暮らしと総合計画とを結びつけた。

図2｜人の意識や行動に働きかけるコミュニティデザイン

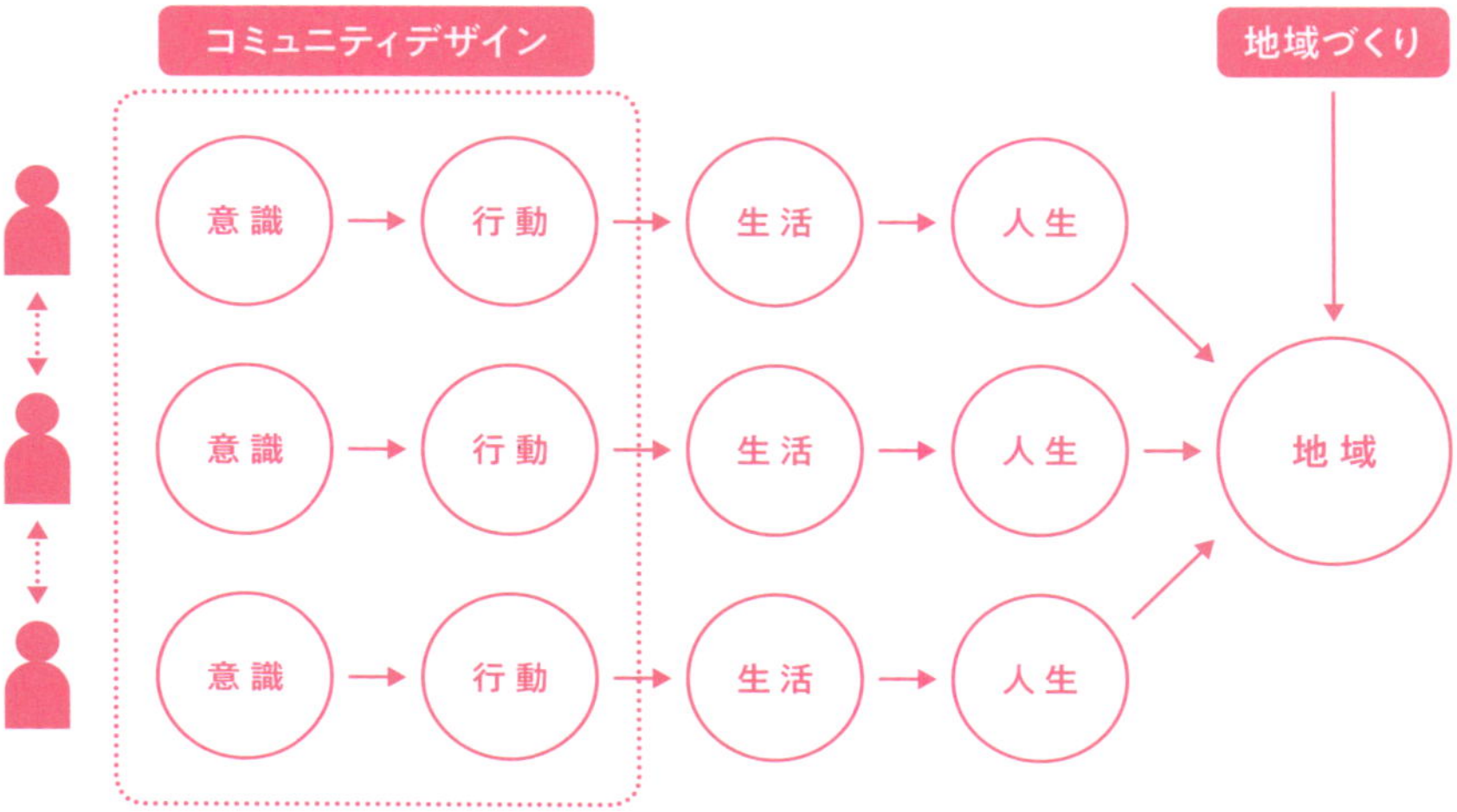

人の意識や行動が変われば生活が変わり、毎日の生活が変われば人生が変わる。
住民1人ひとりの人生が変われば地域が変わる。

図3｜貨幣資本と時間資本

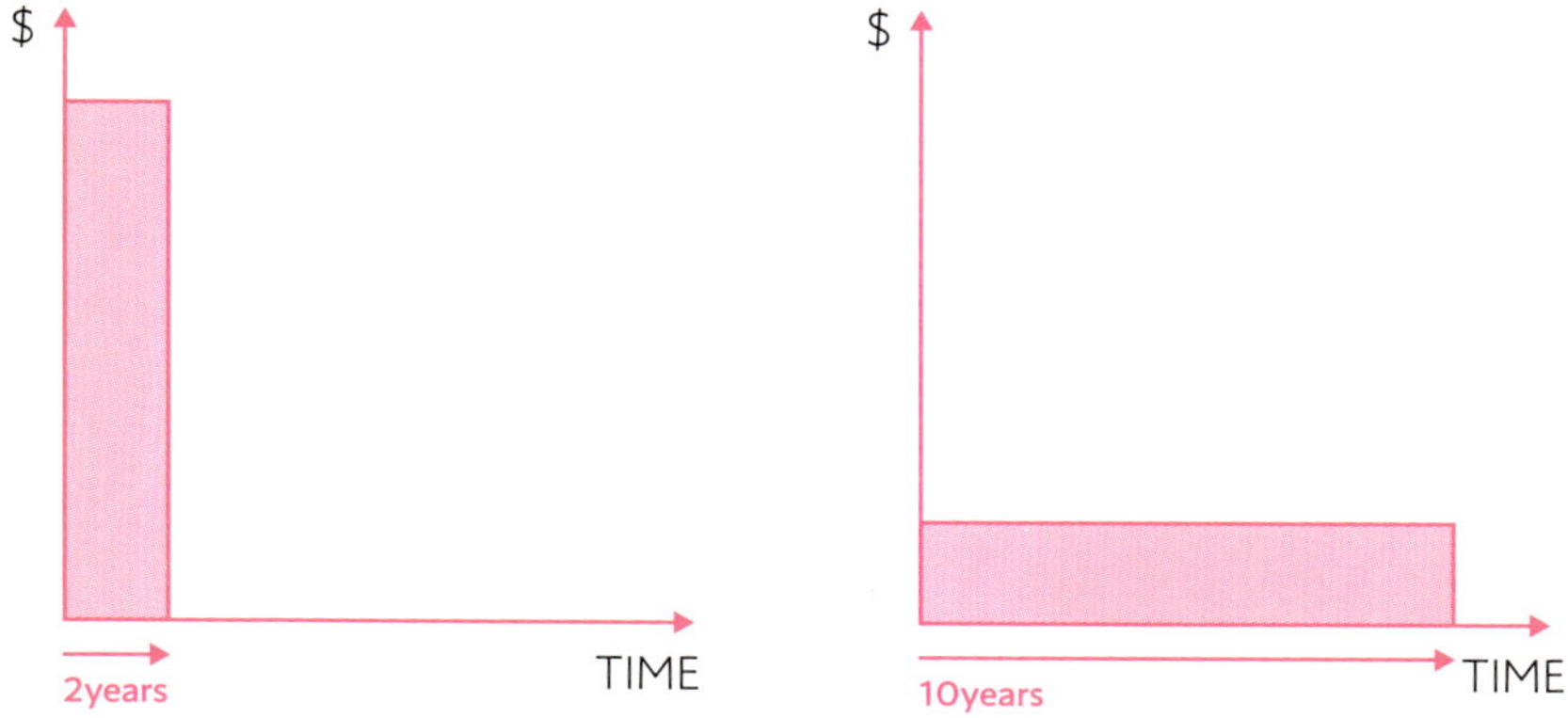

短い時間で多くのお金をかけて実現するか？
少ないお金で長い時間をかけて実現するか？

貨幣のやりとり、信頼のやりとり

東近江の花戸さんは「地域の人たちそれぞれが、お互いさまで支え合う。そういう地域ができれば、制度がどうなろうとも隙間があろうとも、安心して生活ができることにつながっていくと思う」と言う。幸手の中野さんは、地域の人たちがお互いを信頼しながら楽しいと思えることを実現させていくことを重視している。Share金沢の雄谷さんは専門職が連携する際にも信頼関係が大切だという。同じ目標に向かっているという信頼があるからこそ、何度もやりとりしながら理想の地域づくりをめざし続けることができるのだろう。

地域包括ケアを考えるとき、この「信頼」がとても重要になる。われわれは、生活のなかでモノやサービスを手に入れる方法を三種類もっているだろう。❶見ず知らずの人から貨幣を介して入手する、❷顔見知りの人から貨幣と信頼を介して入手する、❸知り合いから信頼を介して入手する、の三種類である。もちろん、貨幣を介するやりとりも、相手を信用していたり貨幣の価値を信用したりしているから成立しているのだが、それとは別に相手を信頼しているから生まれているやりとりがある。

❶のやりとりの典型はインターネットでの売買だろう。相手のことを知らなくても貨幣でやりとりできる。量販店やコンビニエンスストアでの買い物も同様だ。

一方、❷のやりとりは少し趣が異なる。たとえば大家さんに家賃を支払うと庭で採れた柿をおすそ分けしてもらえることがある。毎月通っている美容室でカット代を支払うとお土産をもらうこと

図4 | モノやサービスを手に入れる方法❶

①「見知らぬ人」から「貨幣」を介して（ネット売買、コンビニ、量販店など）
②「顔見知り」から「貨幣と信頼」を介して（家賃と柿、美容室と土産など）
③「知り合い」から「信頼」を介して（米や蕎麦、野菜や魚、スイーツなど）

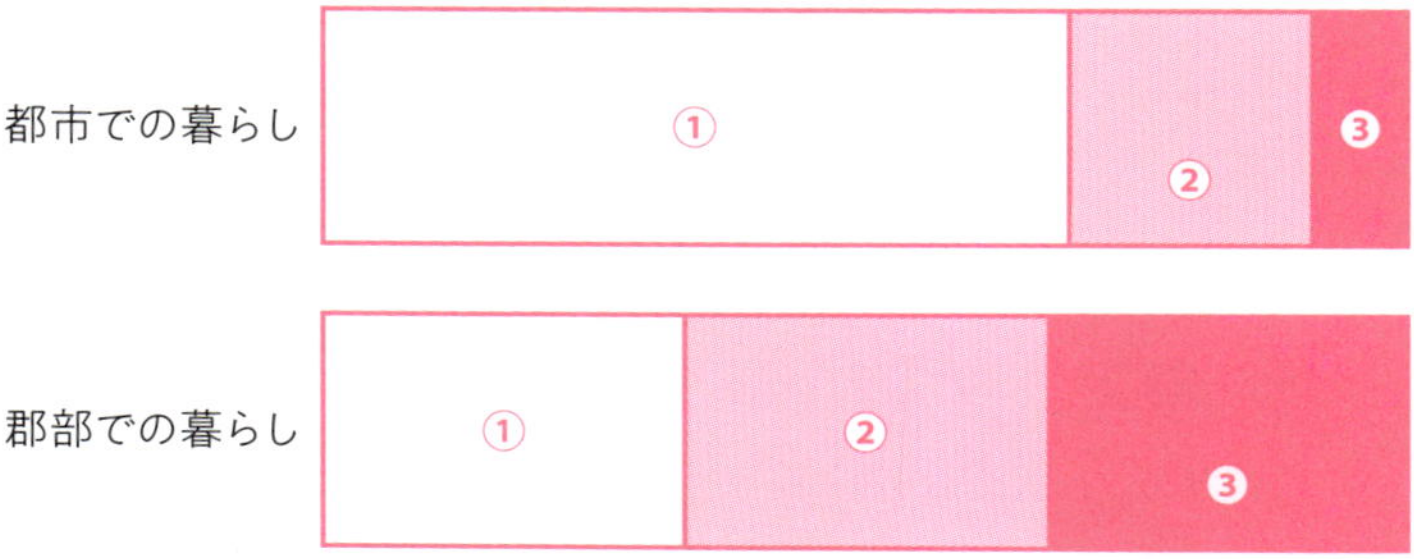

人口が多い都市部では「見知らぬ人」と「貨幣」を介したやりとりがほとんどだが、「顔見知り」「知り合い」との間で「信頼」を介したやりとりのほうが多い地域もある。

がある。顔見知りの人との間には、貨幣だけでなく信頼によってやりとりすることが生まれる。❸は地域の人や家族などとのやりとりに多く見られる。大根がたくさん採れたから分けてあげるとか、旅行へ行ってきたからお土産をあげるとか、信頼によって物やサービスを受け取ることである。

さて、われわれの生活は❶から❸のどのやりとりが多くを占めるだろう。これは人によって違うはずだ。概ね都市部では❶のやりとりが多いだろう。生活のほとんどが見ず知らずの人と貨幣を介したやりとりだという毎日を送っている人もいる。その場合、❷や❸のやりとりの割合はきわめて低くなる。一方、❷や❸のやりとりが多いという人もいる。郡部で生活する人によくみられる傾向だ。地域にある店の種類が限られているという理由もあるだろうが、生活の大部分は❷顔見知りや❸知り合いとのやりとりによって成立している。地域通貨を活用している地域では、❷や❸のやりとりを数値化、可視化していることになる（図4）。

図5｜**市部と郡部の人口推移**

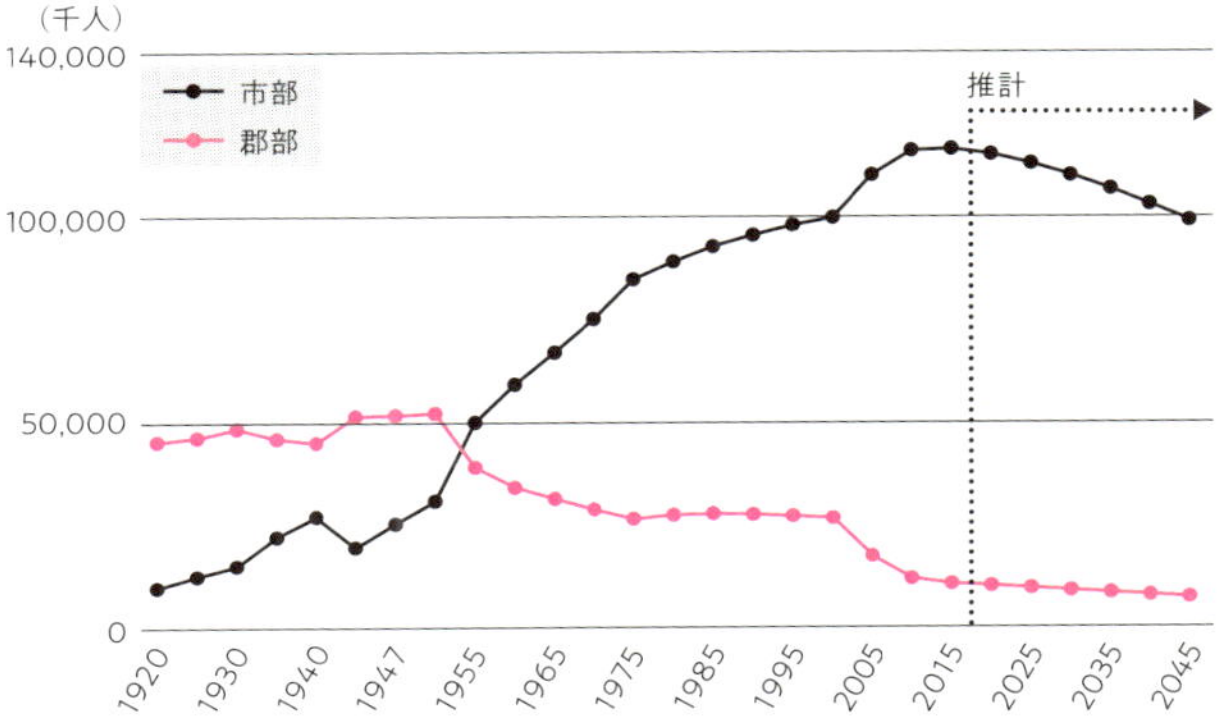

かつて都市部に住む人口は日本全体の2割であり、8割の人口が郡部に住んでいたが、1950年代に人口比が逆転し、現在では9割の人口が都市部に住んでいる。

＊1　1920〜2015年までの実績値は総務省統計局「国勢調査報告」より作成。

＊2　2020年以降の推計値は国立社会保障・人口問題研究所「日本の地域別将来推計人口」（2018年）より作成。

＊3　市部は、全国の市（東京都特別区部を含む）の区域をすべて合わせた地域。郡部は全国の町村の区域をすべて合わせた地域。

１９２０年頃まで、日本の総人口に占める都市人口比率は20％だった。人口の80％は郡部で生活していたことになる。つまり、多くの人が❷や❸のやりとりによって物やサービスを手に入れていたわけだ。貨幣を介さないやりとりが多かったということになる。これではＧＮＰは増えないし税収も上がらない。ところが１９５０年以降は郡部から都市部への人口移動が活発化し、比率が逆転した。２０００年頃には都市人口比率が80％となり、郡部の人口は20％となったのである（図５）。

こうなると❶のやりとりが圧倒的に増える。ＧＮＰも税収も増える。経済成長を成し遂げる。日本人の多くが、物やサービスを手に入れるためには貨幣が必要だと考えるようになる。老後のための貯蓄を重視することになる。最低２０００万円の貯金がなければ老後が不安だ、という話になる。すると、地域活動に時間を使っている暇はな

▼7 **郡部**　地方自治法に定められている地方公共団体のうち、人口3万人に満たない町村区域のこと。

い。もっと働いて貨幣を稼がねばならない。地域の人たちとの信頼関係を構築している時間はなくなり、❸のやりとりよりも❶のやりとりを優先させることになる。いつまで経っても地域に信頼できる関係性を構築することができず、老後に対する不安も消えないままになってしまう。一方で、❸を重視する人は、「あの人に何かあれば自分が助ける」と思える関係をもっているし、「私に何かあればあの人とあの人とあの人が助けてくれる」という安心をもっている。この種の安心は信頼の上に成立しているといえよう。

さて、❶のやりとりが活発化することによって経済成長を果たした日本だが、いよいよ世界に前例のない超高齢社会に突入する。支援が必要となる人が激増する。ところが、総人口の80％を占める都市生活者は❶の方法で支援サービスを手に入れようとする。見ず知らずの人から貨幣で介護サービスを入手しようとする。すると自己負担が2割だとしても、4割は介護保険から、4割は税金から拠出しなければならない。これでは医療や介護の制度が破綻してしまいかねない。そこで地域包括ケアが登場する。住民参加によって、つまり❸のやりとりによってお互いに支え合ってほしいというわけだ。

都合のいい話に聞こえるかもしれない。税収を増やすためには❶のやりとりを増やしてもらわねばならないのに、高齢化してきたら❶のやりとりを減らしてもらわねば困るという。しかし、ここでもわれわれ自身はどう生きたいのかということを主軸に据えて考えることが重要である。1950年から2000年の間、わずか50年の間に主流となった❶のやりとりで人生を形づくりたいと思っているのか。そうではなく、❸のような信頼に基づくやりとりを土台にしたいと思っているのか。私は、知り合いと信頼によってやりとりする❸を土台とし、その上に貨幣と信頼とでやり

図6　豊かで安定した人生って？

モノやサービスを手に入れる方法

①「見知らぬ人」から「貨幣」を介して
②「顔見知り」から「貨幣と信頼」を介して
③「知り合い」から「信頼」を介して

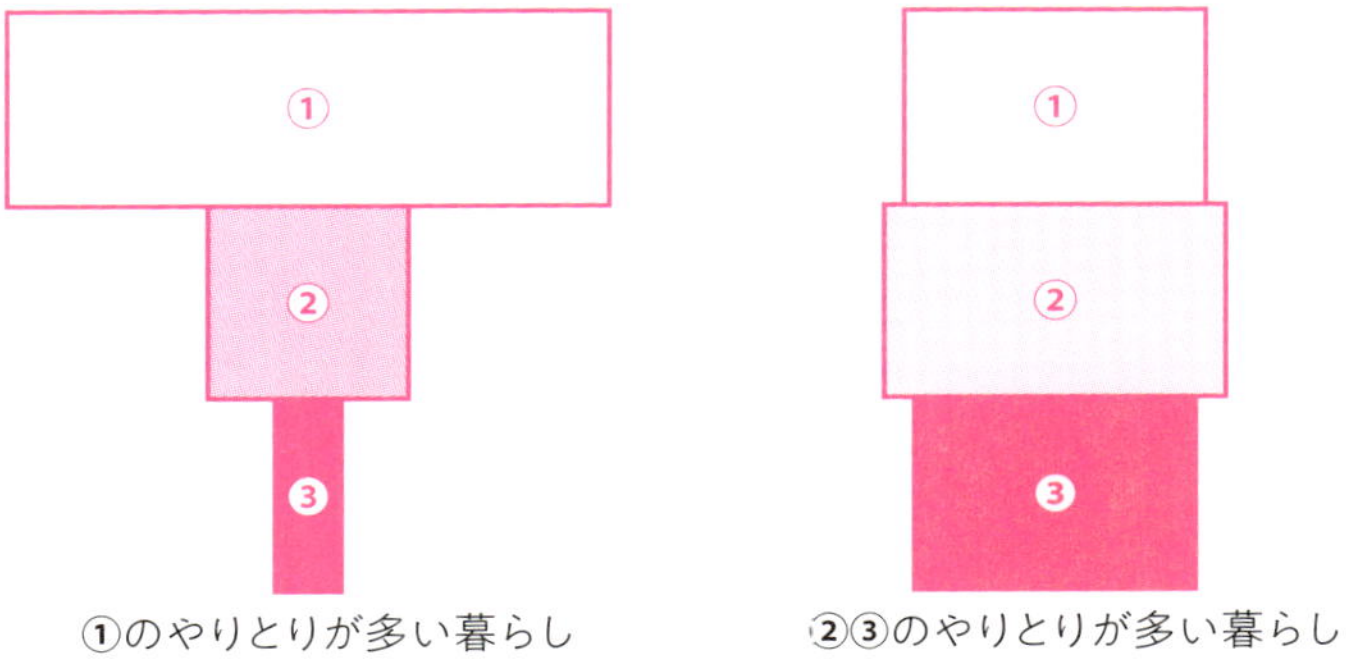

左右どちらが安定した暮らしに見えるだろうか?

とりする❷を載せて、どうしても手に入らないモノやサービスを❶のやりとりで入手したいと考える。このとき、❸の割合が大きいほうが精神的に安定した生活になりそうな気がする。❸が小さいとちょっとしたことで生活が崩れてしまいそうだ（図6）。

豊かな人生への挑戦

地域包括ケアを医療費や介護費を下げるための取り組みだと考えるとやる気が出てこないかもしれない。しかし、知り合いと信頼を介したやりとりを増やす試みだと考えれば、やる価値が感じられるものとなる。地域包括ケアという名称が気に入らないとか、政府の勝手な都合に振り回されるのはゴメンだという意見もあるだろう。しかし、自分たちの生活や人生を楽しく安心したものにするために、自分自身と地域との関わり方を再考するきっかけだと捉えることもできる。この機会を利用して、ケアとデザインとが融合するまちづくりを各地で進めることもできるだろうし、生活や人生が充実していると感じる人を増やすこともできるだろう。その意味で、信頼に基づく地域包括ケアの実現に取り組んでみたいと思う。

ラスキンはその著書のなかで「あなたの生活や人生こそが財産である」と述べている。生活や人生を充実させ、その財産を使って地域の人たちに少しでもよい影響を与えることが大切だという。そして、それができた人の人生こそが「豊かな人生」なのだという。

そのとおりである。国のために地域包括ケアを実現させるのではない。豊かな人生を実現させるために、ケアするまちをデザインするのである。

おわりに

本書は『訪問看護と介護』という雑誌の連載をきっかけとしてまとめたものです。コミュニティデザインに携わるなかで、医療や福祉に関する事業が増えてきたと感じていたときに声をかけてもらった企画でした。喜んでお引き受けし、ケアとデザインとまちづくりの関係を探る旅に出ました。現場でじっくりと話を聞かせていただいた、こぶし園の吉井靖子さんと高田清太郎さん、東近江市の北川憲司さんと花戸貴司さん、幸手市の中野智紀さんと小泉圭司さん、Share金沢の雄谷良成さんと西川英治さんに感謝いたします。

連載と書籍化の編集を担当してくれた医学書院の栗原ひとみさん、小池倫平さんにも感謝しています。4つの鼎談を通じて学んだことは、コミュニティデザインの現場で地域包括ケアに関わる際のアイデアにつながりました。大きな学びの機会をいただいたことを喜んでいます。

書籍の装丁を担当してくれたマツダオフィスさん、イラストを描いてくれたコラス愛さん、おかげで読み進めやすい書籍になったと思います。

まちづくりに関わることで、ケアとデザインはもっと近づくことができる。4つの鼎談を通じてそのことを実感しました。今後、自分の仕事の中でも、ケアとデザインを組み合わせたプロジェクトに取り組んでいきたいと思います。また、本書がきっかけとなり、どこかでケアとデザインの協働プロジェクトが生まれるとしたらとてもうれしく思います。

山崎　亮

初出一覧

1　ケアとまちづくりはどこで出合うのか
『訪問看護と介護』21巻9号〜11号（2016年9月号〜11月号）

2　誰がまちをケアするのか
『訪問看護と介護』21巻12号〜22巻3号（2016年12月号〜2017年3月号）

3　何がケアとまちをつなぐのか
『訪問看護と介護』22巻7号〜10号（2017年7月号〜10月号）

4　ケアするまちをどうつくるのか
『訪問看護と介護』22巻11号〜23巻1号（2017年11月号〜2018年1月号）

5　ケアとデザインの再会と深化
書きおろし

書籍刊行に際し、加筆修正を行ない、新規図版を収録

ケアするまちのデザイン―対話で探る超長寿時代のまちづくり
発　行　2019年4月1日　第1版第1刷©
編　集　山崎《やまざき》　亮《りょう》
発行者　株式会社　医学書院
代表取締役　金原　俊
〒113-8719　東京都文京区本郷1-28-23
電話　03-3817-5600(社内案内)
印刷・製本　アイワード

ISBN978-4-260-03600-9